U0272570

经方医学　大道至简

黄煌 ◎ 编著

黄煌经方基层医生读本

中国中医药出版社

· 北京 ·

图书在版编目（CIP）数据

黄煌经方基层医生读本 / 黄煌编著 . —北京：
中国中医药出版社，2020.3（2024.12重印）
ISBN 978 – 7 – 5132 – 6017 – 6

Ⅰ.①黄… Ⅱ.①黄… Ⅲ.①经方 – 研究
Ⅳ.① R289.2

中国版本图书馆 CIP 数据核字（2019）第 289907 号

中国中医药出版社出版

北京经济技术开发区科创十三街 31 号院二区 8 号楼
邮政编码 100176
传真 010-64405721
鑫艺佳利（天津）印刷有限公司印刷
各地新华书店经销

开本 787×1092 1/32 印张 10.5 字数 196 千字
2020 年 3 月第 1 版 2024 年 12 月第 6 次印刷
书号 ISBN 978 – 7 – 5132 – 6017 – 6

定价 55.00 元
网址 www.cptcm.com

服 务 热 线 010-64405510
购 书 热 线 010-89535836
维 权 打 假 010-64405753

微信服务号 zgzyycbs
微商城网址 https://kdt.im/LIdUGr
官 方 微 博 http://e.weibo.com/cptcm
天猫旗舰店网址 https://zgzyycbs.tmall.com

如有印装质量问题请与本社出版部联系（010-64405510）
版权专有 侵权必究

序 言

经方是经典方的简称，也是历代相传经验方的简称，但主要是指记载在《伤寒论》《金匮要略》中的配方。经方是中华民族使用天然药物的经验结晶，是中医学的临床规范。经方源于临床实验，信而有征，科学性强，安全、有效、简单、价廉，是比较适合在我国基层推广的中医适宜技术。

经方的主治称为方证。方证主要由疾病名加上体质状态而成。对病用方，是取效的前提。但许多经方并不是只对某一种病有效，而是适用于一类疾病，这种经方主治的疾病种类，也称为"主治疾病谱"。疾病名有中医历代相传的，也有现代医学的诊断，其中，现代医学疾病诊断明确规范，疾病的传变预后清晰，对于有效地使用经方具有临床指导意义。体质状态由患者的体型体貌、行为心理特征、好发疾病等内容构成，明确经方的适用体质对于安全地使用经方具有十分重要的意义。临床用经方力求方证相应，所谓"有是证用是方"，这是经方临床应用的原则，也是临床医生应不断追求的境界。

经方的结构极为严谨，一旦变动，就有可能影响疗效，所以，用经方尽量用原方，原方不仅效果好、口感好，而且便于总结临床经验。由于个体差异的存在，以及有疾病夹杂的情况，经方也可以加减，其方法有用量的调整，有药味的增减，还有两首以上经方的相合等。经方加减一般根据经典的惯例和后世的经验，而且，药味的变动也不要过大。合方是目前临床常用的经方用法，通常采用两方相合或数方相合，合方时，相同的药物剂量一般不叠加，取量大者即可，也可根据病情调整用量。

汤剂是最常用的经方剂型，其主要优点是可以根据不同的患者、不同的病情及时调整配方，而且取效较快。但经方中还用丸、散等剂型，现在的煎膏剂、胶囊剂，也应该酌情选用。

本书上编选择了临床常用的经方 30 首，并重点介绍其组成、方证、适用病证、适用人群、注意事项等，目的是让读者了解经方使用的基本思路和基本知识，特别是熟悉方证。每首经方中的【方证提要】以及【适用人群】【适用病证】【加减变化】【使用注意】的内容，都是对经方适用病证所做的通俗表述。

【方证提要】是就《伤寒论》《金匮要略》的原文做适当归纳而成的，部分内容结合后世应用经验略加补充，力求简洁、醒目、易记。

【适用病证】和【适用人群】是经典方证的现代表述。【适用病证】列举了该方比较适用的疾病名，其内容来源于临床报道和中医经验介绍，也有编者的临床经验；【适用人群】则描述了该方适用人群在体型体貌、心理行为、发病趋向以及脉、腹、舌等方面的特征，具有望、闻、问、切的传统诊疗特色，为适用人群安全使用本方的参照，特别是在慢性病患者临床应用本方以及长期服用本方时更具有重要的指导意义，其内容来源于文献报道以及编者经验。

【加减变化】介绍了常用的加减法以及常用的相合经方。

【使用注意】是有关安全用药以及有效用药上的注意点。

【黄煌解说】是对每张处方的方证识别要点以及安全有效应用要点所做的进一步的解释和说明，许多是编者自己的经验和体会，一家之言，仅供参考。

经方的数量在 200 首左右，但最常用的有百余首。上编选编的 30 首经方，都是经方中的重点方、基础方。我们的目的就是希望这些常用经方，能为基层中医师提供一些处理目前基层常见病、多发病的有效方，同时也为他们进一步学习运用经方提供基础。

下编介绍了 13 类基层常见病的常用经方。疾病分别是感冒、咳喘、胃肠病、高血压、糖尿病、失眠、肾脏病、肿瘤、骨关节病、月经病、儿科病、皮肤病、口腔黏膜病。每种疾病介绍数首临床常用经方，每首经方下列举临床应用的要点和经验。其内容源于国内外的临床报道和编者的临床经验。附录的典型案例，是帮助读者理解和启发用方的思路，没有注明来源的案例，都是编者的经验案例。案中的"5-2 服法""3-2 服法"等是服 5 天停 2 天、服 3 天停 2 天等服用方法的简略标识。

经方应用不是对病用方，而是对证用方，这个证就是方证。由于临床上患者个体化倾向明显，也是导致同一种疾病需要使用不同的经方，这种现象称为"同病异治"。所谓的异治，就是方证不同。所以，在同一个病种下，列举了不少配方完全不同的经方。

许多经方治病，不在于清除病原体，也不是对症状用药，而是针对整体功能进行调节，也就是充分发挥机体自身的抗病能力和自愈力；有的经方还重在调整患者的精神心理状态、睡眠状态和饮食营养状态，在疗效的判定上强调患者的体重、睡眠、食欲、精神等，这都体现了中医学思想的整体性。

需要说明的是，从病入手，比较容易记忆，方便检索，但临床所见的患者大多患有多种疾病，个体化倾向极为明显，这就意味着临床治病必须思路灵活多变，而本书列举的经方远远不够，读者不必受此限制。

为利于基层中医人员使用，避免歧义，本书内容避开了传统的一些方剂理论或病机病因等解释性的学说，重点放在"是什么""如何用"这两个问题上，其目的是希望读者能较快地上手，提高其临床可操作性。至于有关的理论解读，可在以后面授时补充，或参考其他相关资料。

为了帮助读者应用经方，本书将原始配方的用量做了换算，如为《伤寒论》《金匮要略》方，其推荐处方用量按原始配方一两等于5g换算后，并结合临床实际推荐；如为后世方则根据临床习惯用量推荐。所有推荐处方作为附录集中放在后面，以便读者查阅、应用。推荐处方用量通常是成人一日用量，老人用量一般为成人量的2/3，3～6岁小儿用量为成人量的1/3，6～12岁为成人量的1/2。由于用量问题非常复杂，涉及患者年龄、性别、体质、治疗疾病的种类以及病情轻重程度、药材质量及加工、药物的配伍及剂型、服药方法等诸多因素，本书的推荐处方用量只能供临床参考。使用某些含有附子、麻黄等药物的经方，更应谨慎。

经方不是中医的全部，而是中医临床的基础和规范；推广经方不仅可以为社会提供安全有效、经济简便的医疗服务，而且有利于中医开展经验总结、临床科研和学术传承，这是一件利国、利民、利医的好事。

目 录

常用经方

一、桂枝汤

古代的强壮方和疲劳恢复方，经典的调和营卫方，具有解热、抗炎、镇静和镇痛作用，对血压和心率、胃肠运动、免疫功能、汗腺分泌均具有双向调节作用，适用于以心动悸、腹痛、自汗出、消瘦、脉弱等为特征的疾病和虚弱体质的调理。

【原始配方】桂枝三两，芍药三两，甘草二两，生姜三两，大枣十二枚。上五味，以水七升，微火煮取三升，去滓，适寒温，服一升。服已须臾，啜热稀粥一升余，以助药力。温覆令一时许，遍身漐漐微似有汗者益佳，不可令如水流漓，病必不除。若一服汗出病差，停后服，不必尽剂。若不汗，更服，依前法；又不汗，后服小促其间，半日许令三服尽；若病重者，一日一夜服，周时观之，服一剂尽，病证犹在者，更作服；若汗不出，乃服至二三剂。禁生冷、黏滑、肉面、五辛、酒酪、臭恶等物。(《伤寒论》)

【方证提要】气上冲、腹中痛、自汗、发热、脉浮弱者。

【适用人群】

1. 白瘦：体型消瘦，胸廓扁平；皮肤白皙而细腻，比较湿润；腹壁薄，腹直肌紧张。

2. 舌黯淡：舌质淡红或黯淡，舌体较柔软，舌面湿润或干腻。

3.脉虚缓：脉多虚缓，轻取即得，重按无力，一般心律不快。

4.易汗悸动：出汗，汗后不舒服；易悸动感，易头昏晕厥；体力低下，易疲劳、持久力差；易腹痛，腹痛呈阵发性；易失眠、多梦；对寒冷、疼痛敏感。

5.诱因：体质的形成大多与大病、手术、化疗、过度用药、月经期、产后、大出血、创伤、剧烈运动、极度惊恐、寒冷、饥饿等刺激相关。先天禀赋不足、年高体衰、平素多病者比较容易出现。

【适用病证】以下病证符合上述人群特征者可以考虑使用本方：

1.以出汗异常为表现的病证，如产后或术后的自汗、植物神经功能紊乱等。

2.以发热、自汗为表现的疾病，如感冒发热、持续性发热、手术后的吸收热等。

3.以对寒冷过敏、分泌物清稀为表现的疾病，如过敏性鼻炎、哮喘。

4.以腹痛为表现的疾病，如过敏性紫癜、胃炎、消化性溃疡等。

5.以皮损不红、局部黯淡为表现的皮肤疾病，如痤疮、荨麻疹、湿疹、溃疡不愈合。

6. 以心悸、头晕、脉弱为表现的疾病，如低血压、排尿性晕厥、心脏病、贫血等。

【加减变化】

1. 胸满腹胀、咳喘、痰多者，加厚朴 15g，杏仁 15g。

2. 便秘腹痛，加大黄 10g。

3. 自汗盗汗、黄汗浮肿、小便不利者，加黄芪 15g。

4. 汗多、食欲不振、脉沉迟者，加人参 10g。

5. 项背拘急或腹泻者，加葛根 30g。

6. 胸腹部的搏动感明显者，加龙骨 15g，牡蛎 15g。

【使用注意】

1. 肥胖之人，或发热恶寒无汗者，或发热、烦躁、口渴引饮、舌红、苔干或黄腻者，或吐血衄血、凝血机制障碍者，当忌用或慎用。

2. 通常服用 5 天。如症状未缓解，建议停服。

【黄煌解说】

1. 如何识别桂枝汤方证？经典方证提示的"气上冲"不是一个症状，而是一种体质状态，是一种涉及循环、植物神经、消化等系统的症候群。多在极度疲劳、体质虚弱，再加上精神高度紧张时发生。误用发汗、攻下的药物，也容易出现这些症状。"自汗"也不是一种即时状态，曾经大汗或过汗，或皮肤湿润或皮肤白皙者，可以视为出汗体质。"发热"是一种自觉的热感，或皮肤发热，或手掌发热，或心烦躁热，往往伴有自汗、心率缓慢。严重的，可以见到面部浮红。"脉浮弱"多见于血压偏低者或心功能不全者，有的脉迟或缓，提示心率偏慢。可以认为，桂枝汤适用者具有一种以脉弱、自汗、发热、气上冲为表现特征的虚性体质。中医用"营卫不和""阴阳失调"来解释，多见于循环系统疾病、消化系统疾病、营养不良患者。清代医家柯韵伯经验，用桂枝汤"但见一证便是，不必悉具，惟以脉弱自汗为主耳"（《伤寒来苏集》），可以参考。

2. 桂枝汤适用人群大多瘦弱憔悴，如果满面红光、大腹便便，不适用本方。桂枝汤适用人群的舌象比较突出，舌质大多淡红或黯淡，舌体较柔软，舌面湿润或干腻，我们称为"桂枝舌"；如果舌质鲜红或坚敛苍老，舌苔黄腻，通常不用桂枝汤。

3. 我多用桂枝汤于大病后、手术后出现食欲不振、自汗、心悸者。食欲不振，加人参或党参；汗多易饥，加黄芪；关节痛、冷汗，加附子；也用于先天性心脏病、风湿性心脏病、心脏瓣膜病、病毒性心肌炎、冠心病心绞痛、心脏手术后等见血压偏低、心悸、自汗、脉空大无力者，通常加龙骨、牡蛎。遇到主诉头昏头晕、耳鸣眼花等症状的瘦弱面黄的中老年人，通常加葛根、川芎、黄芪等；甚至可以用于极度疲劳、身体疼痛麻木、消瘦明显、面色苍白、舌黯淡者，常见于糖尿病并发症患者，通常加人参（新加汤）；溃疡不愈，加黄芪（桂枝加黄芪汤）；关节疼痛，加白术、附子。根据《伤寒论》原文"热自发……汗自出，啬啬恶寒，淅淅恶风，翕翕发热，鼻鸣干呕者"的记载，可用于过敏性鼻炎、花粉症、慢性鼻炎、萎缩性鼻炎、鼻前庭炎等对寒冷过敏、分泌物清稀者。

4.桂枝汤适用面很广，有汗能止，无汗能发。其实它着眼的不是汗的有无，而是调体质，纠正一种机体的不平衡状态。《伤寒论》云："凡病若发汗、若吐、若下、若亡津液，阴阳自和者，必自愈。"桂枝汤就能调和阴阳，最大限度地调动机体的自愈能力，以达到改善体质、治愈疾病的目的。

二、桂枝加龙骨牡蛎汤

桂枝汤加味方，有强壮、安神功效，主治以胸腹动悸、易惊、失眠多梦、脉大而无力为特征的疾病。

【原始配方】桂枝、芍药、生姜各三两，甘草二两，大枣十二枚，龙骨、牡蛎各三两。上七味，以水七升，煮取三升，分温三服。(《金匮要略》)

【方证提要】虚弱体质见精神亢奋、胸腹动悸、易惊、失眠、多梦、自汗盗汗、梦交失精、脉浮大而无力者。

【适用人群】

1. 白瘦：体型偏瘦，皮肤白皙湿润，毛发细软发黄，腹直肌紧张。

2. 脉浮大：脉浮大或空，尺脉露。

3. 惊狂动悸：即容易惊恐、不安定、多梦；容易失眠、烦躁、不安、精神错乱；容易心悸，甚至脐腹部有动悸感。

4. 性功能障碍：如男子早泄、遗精、性梦、精子活力下降或数量不足，女子梦交、带下多等。

5. 易烦劳：易头晕出汗，容易疲劳，不耐体力劳动。

6. 诱因：体质的形成与先天不足有关，同时与后天的过劳、营养不良、缺钙缺锌、光照不足、运动少、过汗、睡眠不足、腹泻、大量出血、性生活过度、过度惊恐等有关。

【适用病证】 以下病证符合上述人群特征者可以考虑使用本方：

1. 以性功能障碍或生殖障碍为表现的疾病，如阳痿、遗精、性梦、慢性前列腺炎、精子质量低下者。

2. 以心动悸为表现的疾病，如先天性心脏病、风湿性心脏病、心脏瓣膜病、病毒性心肌炎、冠心病心绞痛、心包炎合并心包积液、心律失常、低血压等。

3. 以失眠、自汗为表现的疾病，如更年期综合征、神经衰弱、焦虑症等。

4. 以气喘、头昏为表现的疾病，如支气管哮喘、肺气肿、心源性哮喘、贫血等。

5. 以自汗盗汗、脱发、抽搐为表现的疾病，如儿童缺钙、癫痫、脑瘫、大脑发育不良等。

【加减变化】

1. 气喘汗多，加五味子 10g，山萸肉 15g，人参 10g，麦冬 20g。

2. 食欲不振，加山药 30g。

【使用注意】

1. 本方宜汤剂不宜用散剂，散剂可能导致腹胀、食欲不振。

2. 心脏瓣膜病患者，服用本方后可以改善症状。

3. 如本方服用 2 周无效，宜改方。

【黄煌解说】

1. 桂枝加龙骨牡蛎汤针对的是一种以精神症状和生殖及性功能低下为表现特征的虚性体质。所谓精神症状，大多是焦虑、不安、失眠、多梦等。《金匮要略》原文提到桂枝加龙骨牡蛎汤治疗"男子失精，女子梦交"以及"阴头寒"；临床也发现，本方对与性相关的症状有效，如性梦、梦遗、阳痿、早泄等，甚至对男子精子质量低下以及女性更年期综合征也有效。

2. 识别此方证还是要抓体质。一般来说，都是白瘦而且容易出汗者比较适用。临床上常见那些面白体瘦的儿童，目睛虽有神而多易惊、夜啼不安，且多汗；那些白瘦体弱的青年男女，也多见心腹动悸、易失眠、多梦、易盗汗。对此，可以注意桂枝加龙骨牡蛎汤证是否存在。我的经验，桂枝加龙骨牡蛎汤通常用于缺钙、缺锌孩子的睡眠不良、烦躁多动、自汗盗汗等。对如各种心脏病见心律不齐或血压偏低者，或心悸、自汗者，或脉空大无力者，也有改善症状的效果。

3. 决定本方能否应用的关键，是脉象与舌象。脉必见浮露、大而无力，若沉细、沉实或大而有力均不是本方脉象，应当注意。舌质嫩红、湿润、舌苔薄白者可用，这表示正气虚而内无邪。舌质黯红坚老者，为里有郁热；舌质淡白胖大，为里有寒湿水饮；舌苔黄腻、焦干、厚腻分别代表里有痰热、积热、湿浊等，都妨碍本方作用的发挥，故慎用。

三、小建中汤

小建中汤为经典的理虚方，具有解痉止痛功效，适用于以消瘦、慢性腹痛、便干结为特征的虚弱性疾病。

【原始配方】桂枝三两，芍药六两，甘草二两，生姜三两，大枣十二枚，饴糖一升。上六味，以水七升，煮取三升，去滓，放入饴糖，再放火上使之消融，温服一升，日三服。注：《金匮要略》在本方中甘草为三两。（《伤寒论》《金匮要略》）

【方证提要】消瘦，乏力，腹中痛，心中悸而烦，或衄，或手足烦热，或失精，或咽干口燥者。

【适用人群】

1. 白瘦：体型消瘦，肌肉不发达或萎缩；年轻时皮肤白皙而细腻，中年以后皮肤干枯发黄；头发黄细软、稀少。

2. 易饥：容易饥饿，一吃就饱，食量小，进食慢，好甜食。

3. 易烦躁：性格比较开朗，但容易烦躁，容易激惹，特别在饥饿时。

4. 易疲劳：容易疲劳，易肢体酸痛等；易心悸、出汗。

5. 腹痛便结：容易腹痛，大便干结，甚至如栗状。

6. 脉缓舌嫩：脉缓无力，心律不快；舌质柔嫩，舌苔薄白。

【适用病证】以下病证符合上述人群特征者可以考虑使用本方：

1.以慢性腹痛为表现的疾病，如慢性胃炎、胃及十二指肠溃疡、胃癌、胃下垂、慢性肠炎、肠易激综合征、胃肠神经症、慢性腹膜炎等。

2.以便秘为表现的疾病，如习惯性便秘、婴幼儿便秘、不完全性肠梗阻、结肠冗长、巨结肠病等。

3.以消瘦、面色黄、食欲不振为表现的疾病，如慢性肝炎、肝硬化、黄疸等。

4.以腹痛、紫癜为表现的疾病，如过敏性紫癜。

5.以消瘦、乏力为表现的疾病，如低血压、低体重、低血糖、贫血、失眠症、神经衰弱等。

6.以疼痛为表现的疾病，如消瘦女性的乳腺小叶增生疼痛、痛经等。

7.消瘦、面色苍白小儿的低体重、营养不良、食欲不振、贫血、神经性尿频、头痛等。

【加减变化】

1.面色黄，肌肉松弛，浮肿貌，加黄芪15g。

2.食欲不振，面色憔悴，加人参10g，或党参15g。

3.痛经，产后调理，加当归15g。

4.疼痛剧烈，加川芎10g。

【使用注意】

1. 肥胖者，或发热、恶寒、无汗者，或发热、烦躁、口渴引饮、舌红、苔干或黄腻者，当忌用或慎用。

2. 高血糖者可适当减少饴糖用量或不用。

3. 部分患者服用本方可出现肠鸣、腹泻，可减少白芍的用量。

4. 症状缓解后可减半服用 1～2 个月。

【黄煌解说】

1. 小建中汤是健脾胃第一方，能提振食欲，增进消化吸收，从而增加体重，改善体质，特别适用于瘦弱儿童的多种疾病，如体格发育迟缓、营养不良、贫血、哮喘、过敏性皮炎、抽动症、大脑发育不良、尿频等。

2. 体重下降，也就是消瘦，是小建中汤人的首要特征。其原因与摄入不足或营养不良有关，其人多又黄又瘦，皮肤发黄或白色，缺乏红光，手掌发黄，头发黄而细软、稀少。

3. 腹直肌紧张是小建中汤证的重要腹证。腹部扁平，腹壁薄而紧张，腹直肌痉挛，对此，日本医家非常重视。一般来说，腹型肥胖者，或腹部硕大松软者，即便有腹痛、便秘，也少见有小建中汤证的。

4. 舌淡嫩、苔薄白，是小建中汤证的又一客观指征。舌质嫩，是指舌质柔软而有光泽，舌质淡红或黯淡；舌苔薄或有剥苔。若舌质坚老而苔厚者，多表示体质充实，内有实热或瘀血，小建中汤便不适宜了。

5.问诊中，易饥喜甜食也是其特征。很多患者容易饥饿，甚至出现低血糖现象的心慌、手抖、出冷汗。但是，食量很小，一吃就饱。许多患者好甜食，江南人喜欢糯米制品，北方人喜欢吃糖或糕点，孩子们见了糖果更是直嚷嚷。

6.小建中汤中的芍药用量很大。芍药能通便，外号"小大黄"。适用小建中汤的人群大便大多干结，甚至如栗状。如果是腹泻者，或大便不成形者，芍药用量需减少。

7.小建中汤适用的人群，具有一种以消化道症状为表现特征的虚性体质，传统的解释是"中虚"。所谓的"中"，就是脾胃。体质形成的原因与营养不良、饥饿、疲劳有关，儿童多见。

8.临床应用小建中汤常常加减。加黄芪，名黄芪建中汤，适用小建中汤证见贫血、自汗、易感冒者；加当归，名当归建中汤，适用于女性产后体痛、腹痛及月经痛等；小建中汤去饴糖，名桂枝加芍药汤，因去味甘甜的饴糖，对不喜甜食，或不宜甜食，或病情呈急性化倾向、腹痛程度比较重的患者比较适合。

四、桂枝茯苓丸

古代的下死胎方，经典的活血化瘀方，具有降低血液黏度、降血脂、抑制动脉粥样硬化形成、扩张微血管管径、改善微循环的作用，并能调节性激素的分泌，促进排卵，抑制前列腺增生，改善肾功能和肾脏病理变化等多种作用，适用于以气上冲、少腹急结、肌肤甲错为特征的疾病。

【原始配方】桂枝、茯苓、牡丹、芍药、桃仁各等分。上五味末之，炼蜜和丸，如兔屎大，每日食前服一丸。不知，加至三丸。(《金匮要略》)

【方证提要】面红或紫红，腹部充实，左下腹触及抵抗感、有压痛，头痛昏晕，失眠，烦躁，动悸，舌质黯或有紫点者。

【适用人群】

1. 面紫红：体格比较健壮，面色多红或潮红，或黯红，或发青，或面部皮肤粗糙，或鼻翼毛细血管扩张，眼圈发黑，唇色黯红，舌质黯紫黯淡，舌边紫色，或舌底静脉怒张等。

2. 腿干痛：皮肤干燥易起鳞屑，特别是下肢皮肤更为明显，或小腿易抽筋，静脉曲张，不能久行，或下肢浮肿或独脚肿，或下肢肌肉有绑紧感，或下肢皮肤色黯、发黑，膝盖以下发凉，易生冻疮，足底皲裂、鸡眼。

3. 少腹急结：腹部大体充实，尤其是小腹部；有的患者脐两侧尤以左侧下腹更为充实，触之有抵抗。主诉大多伴有压痛。患者容易有便秘、腰痛、腿疼、痔疮、阑尾炎、盆腔炎、前列腺肥大。

4. 如狂善忘：容易头痛、失眠、烦躁、发怒、情绪激动；容易头昏、记忆力下降、思维迟钝、语言謇涩。

【适用病证】以下病证符合上述人群特征者可以考虑使用本方：

1. 以月经淋漓不尽为表现的妇科疾病，如产后恶露不尽、胎盘残留、子宫内膜增殖症。

2. 以腹痛为表现的妇科疾病，如痛经、子宫内膜异位症、子宫腺肌病、慢性盆腔炎、慢性附件炎等。

3. 以肿块、闭经为表现的妇科疾病，如卵巢囊肿、纳氏囊肿、子宫肌瘤、多囊卵巢综合征、卵巢早衰等。

4. 以胸闷气喘为表现的疾病，如支气管哮喘、慢性阻塞性肺病（COPD）、肺动脉高压、胸膜炎、胸腔积液等。

5. 以血黏为特征的疾病，如糖尿病、高血压、高脂血症、脑梗死、心肌梗死、下肢深静脉血栓等。

6. 以便秘为表现的肾病，如急慢性肾功能不全、慢性肾病、糖尿病肾病、痛风性肾病等。

7. 以便秘、腰痛为表现的肛肠病，如痔疮、肛裂、习惯性便秘等。

8. 以局部紫黯为表现的面部慢性感染性疾病，如痤疮、酒渣鼻、麦粒肿、毛囊炎等。

9. 以皮肤干燥脱屑为特征的疾病，如银屑病、脱发。

10. 以腰腿痛、行走困难为表现的骨关节疾病，如腰椎间盘突出、坐骨神经痛、骨关节炎等。

11. 以腰痛、便秘为表现的男科疾病，如前列腺肥大、精索静脉曲张、阳痿等。

12. 以下肢疼痛、浮肿、溃疡为表现的疾病，如糖尿病足、下肢溃疡、静脉曲张等。

【加减变化】

1. 哮喘、脑梗、糖尿病、高血压、高脂血症、代谢综合征见上半身饱满、上腹部充实压痛者，合大柴胡汤。

2. 痤疮、毛囊炎、高血压、高黏血症等见面油黯红便秘者，合三黄泻心汤。

3. 晚期糖尿病、冠心病、脑梗、房颤、慢性肾炎、肾病综合征、颈椎病等见腹部松软、易饥、浮肿、多汗者，合黄芪桂枝五物汤。

4. 痤疮、多囊卵巢综合征、脑梗、颈椎病等见面黄黯、项背强、头晕困乏者，合葛根汤。

5. 抑郁、烦躁不安、心悸、失眠，合柴胡加龙骨牡蛎汤。

6. 面色黄、浮肿貌、腹痛、月经不调者，合当归芍药散。

7. 腹痛、四肢冷，合四逆散。

8. 闭经、多囊卵巢综合征、子宫内膜增殖症、恶露不尽、子宫内膜炎、腰椎病、痔疮等见面黯红腹痛便秘者，加制大黄10g，怀牛膝20g。

9. 慢阻肺、哮喘、间质性肺病、肺纤维化、心脏病等见面黯红、唇舌紫、胸闷、气短者，加当归10g，川芎15g。

10. 冠心病心绞痛、心功能不全等见面黄黯、胸闷、腹胀者，加橘皮30g，枳壳30g，生姜20g。

11. 腰痛、腹痛、痛风剧痛，加大黄10g，附子10g，细辛5g。

【使用注意】

1. 适用人群不必多症具备，但见一二症即可。

2. 体力衰弱，食欲不振，易恶心、腹泻者及孕妇慎用。经期停服。月经过多者或凝血机制障碍者慎用或忌用。

【黄煌解说】

1. 桂枝茯苓丸是女科方，能下死胎、通月经、止漏下；更是全科方，经典的活血化瘀方，适用于各科疾病。

2. 桂枝茯苓丸适用于一种体内有瘀血的实性体质，以面色黯红、皮肤粗糙干燥、少腹部充实疼痛、如狂善忘为客观指征，与许多现代疾病交叉，糖尿病、高脂血症等是基础性疾病。从年龄特征来说，成年人多，中老年人更多。

3. 桂枝茯苓丸适用人群的特征，可以归纳为面证、腿证、腹证、精神证四大证，临床上但见一二证即可，不必悉具。也就是说，由于个体差异、所患疾病的不同，这四大证表现有先后、显隐、多少、大小、深浅的不同。

4.《金匮要略》中桂枝茯苓丸用的是丸剂，日本学者曾进行了丸剂和汤剂的药效对比研究。结果表明，丸剂比汤剂有效成分高。从我临床运用的情况看，汤剂和丸剂都有效，汤剂见效相对快一些；丸剂服用更方便，容易坚持，便于一些慢性病人长期服用。

五、温经汤

古代的女科专方，经典的调经方与美容方，有类雌激素样作用，适用于以羸瘦、唇口干燥、手掌干枯、少腹不适、腹泻为特征的月经不调、闭经、不孕等妇科疾病，以及瘦弱干枯女性的体质调理。

【原始配方】吴茱萸三两，当归二两，芎䓖二两，芍药二两，人参二两，桂枝二两，阿胶二两，生姜二两，牡丹皮二两，甘草二两，半夏半升，麦门冬一升。上十二味，以水一斗，煮取三升，分温三服。（《金匮要略》）

【方证提要】或死胎不下，或漏下不止，或月经不调，或久不受胎，或绝经后，少腹里急、腹满，手掌烦热，唇口干燥者。

【适用人群】

1. 枯瘦：体型中等或消瘦，或昔肥今瘦；皮肤干枯黄黯，缺乏光泽。

2. 唇干：口唇干燥、干瘪而不红润，或疼痛，或热感。

3. 掌燥：手掌、脚掌干燥，摩擦后沙沙地响，容易裂口或有毛刺，或有疼痛，或有发热感。

4. 月经不调或闭经：月经稀发或闭经，或不规则阴道出血，以月经量少居多，色淡或黑色；或痛经，或难以怀孕，或易流产。

5. 流产或久病史：大多有产后大出血、过度生育或流产，或过早做子宫切除，或长期腹泻，或久病，或营养不良，或绝经年老等既往史。

【**适用病证**】以下病证符合上述人群特征者可以考虑使用本方：

1. 以闭经为表现的疾病，如闭经、子宫发育不全、不孕症等。

2. 以子宫出血为表现的疾病，如习惯性流产、功能性子宫出血等。

3. 更年期妇女出现的不明原因的消瘦，或反复腹泻、食欲不振、唇口手掌干枯、失眠等。

4. 以月经量少色淡、局部皮肤干为表现的痤疮、湿疹、指掌角化症、唇炎。

【**加减变化**】

1. 出血者，加生地黄 30g。

2. 大便干结、皮肤如鳞甲者，加桃仁 15g。

3. 闭经、基础体温低，可加鹿角胶 10g，制附子 10g。

4. 为使药味可口，可加大枣 30g。

【**使用注意**】

1. 体形肥满壮实，营养状态好，面色红润者慎用。

2. 不孕症患者服用本方至妊娠后应停服。

3. 湿盛胸腹胀满及呕吐者、女性乳胀痛者、月经量多者，慎用或不宜长期服用。

4. 服用本方的同时要多食用猪蹄、鸡爪、牛筋等富含胶原蛋白的食物。

【黄煌解说】

1. 温经汤是女科方，大多用于女性疾病的调理。识别温经汤方证有几个特征需要强调：

第一，是口唇与手掌。女性的口唇是性感的标志，年轻时唇红、滋润、饱满，大多提示月经调顺，生育力旺盛。同样，这个时期女性的手也是柔嫩而白，"手如柔荑，肤如凝脂"（《诗经》）。但如果月经不调，甚至闭经，那这两个部位就会发生变化：口唇干燥、黯淡萎缩，手掌及脚掌开裂粗糙。

第二，是月经。月经一来，黄毛丫头就看着长成水灵灵的俊俏姑娘了。而那些月经正常的少妇，肤如凝脂，香气袭人，浑身上下透发出女性的成熟之美。但是，一旦月经停止以后，大多数女性的体形与肤色就会发生改变。温经汤证女性的月经以量少稀发为多，甚至闭经，其血色黯淡。若血色鲜红或紫红、质黏稠者，为内热甚，温经汤就不适宜了。

2. 温经汤体质的形成，多与出血、过度生育，或长期腹泻，或久病，或营养不良，或绝经年老等诱因有关。女人是一朵花，随着年龄的变化，雌激素水平下降，这朵曾经艳丽无比的鲜花慢慢凋谢零落，温经汤证女人犹如一朵枯萎的干玫瑰。

3. 温经汤是助孕方，适用于无排卵、经量少、月经周期紊乱的不孕症。大塚敬节与矢数道明经验：适用温经汤的不孕妇女，大多伴有手掌皮肤干燥角化等，摩擦后沙沙地响，容易裂口或有毛刺。我的经验，温经汤治不孕，3个月为1个疗程，通常需要1～3疗程。怀孕后可停药。体偏胖者，加麻黄、葛根。

4. 温经汤适用于部分卵巢早衰（POF）患者。患者40岁之前即闭经，血促性腺激素水平升高和雌激素水平降低，临床症状有潮热多汗、面部潮红、性欲低下等。

5. 温经汤可用于更年期失眠。适用于病程较长、渐进，与情绪关系不密切，无精神刺激诱因，伴有月经不调、消瘦、皮肤干枯者。古人说，这种失眠就是血不养心，心血不足，所以失眠了。其实，这种所谓的血，就是与月经相关的荷尔蒙。

6. 温经汤也能用于更年期胃肠病，反复腹泻，或反复胃痛等。患者年龄在50～60岁之间最多，体重下降，常规治疗无效，排除肿瘤，或为慢性肠炎、褐肠病、萎缩性胃炎等。温经汤有止泻止痛、提振食欲、抑制反流、增加体重等功效。

7. 现代药理研究表明：本方作用于下丘脑－垂体－卵巢性腺轴，对内分泌异常具有双向调节作用，并能改善血液流变，降低血黏度，改善末梢血液循环、子宫及周围组织的生理效应，促进新陈代谢，促进造血，镇痛等。可以说，温经汤是"天然的雌激素"。

六、当归芍药散

当归芍药散为古代的养胎方，有养血、调经、利水、止痛的功效，适用于以腹痛、浮肿、头眩、心悸、口渴而小便不利为特征的疾病和女性血虚体质的调理。

【原始配方】当归三两，芍药一斤，川芎半斤，茯苓四两，泽泻半斤，白术四两。上六味，杵为散，取方寸匕，酒和，日三服。(《金匮要略》)

【方证提要】妇人腹中痛，或浮肿，或冒眩，或头痛，或自下利，或月经不调者。

【适用人群】

1. 脸黄肤干贫血貌：中年女性为多，面色萎黄或苍白，贫血貌，或有浮肿，或有黄褐斑，皮肤干燥，缺乏光泽，手掌干燥发黄。

2. 腹软胃内停水：腹壁松软下垂，按压没有弹性，下腹部或有压痛，以右下腹多见。胃内有停水，按之有水声。

3. 头晕心悸：头痛头晕、心悸脐跳、肌肉痉挛跳动等。大多伴有失眠、记忆力减退、视力下降等。

4. 月经不调量少色淡：月经周期紊乱或闭经，或痛经。月经量少，色黯淡而质稀如水（纸巾上血迹黯而边多水痕）。白带量多、色白而质稀如水。容易患胎产疾病，或不孕，或易流产，或胎位不正，或产后腹痛。

【适用病证】以下病证符合上述人群特征者可以考虑使用本方：

1. 以腹痛、出血为表现的妇科疾病，如痛经、闭经、不孕症、功能性子宫出血等。

2. 以浮肿、腹泻为伴有症状的围产期女性胎位不正、胎儿发育不良、先兆流产、习惯性流产、妊娠高血压综合征等。

3. 以面色黄、浮肿为表现的自身免疫性肝病、慢性肝炎、肝硬化、桥本病、缺铁性贫血。

4. 以伴有月经量少、腹泻为表现的痤疮、黄褐斑、脱肛、痔疮等。

【加减变化】

1. 桥本病、自身免疫性肝病、不孕症等见月经量少、面色黄、怕风的女性，合小柴胡汤（柴归汤）。

2. 多囊卵巢、闭经、痤疮等见面黄黯者，合葛根汤。

3. 头痛、脑梗、多囊卵巢综合征、月经不调见舌紫黯、少腹部充实者，合桂枝茯苓丸。

【使用注意】

1. 服用本方如见腹泻，白芍的用量可酌减。

2. 本方用于安胎，可用小剂量。

【黄煌解说】

1. 当归芍药散适用于一种以腹痛、月经不调为临床特征的虚性体质，中医用"血虚血瘀、脾虚水停"来解释。多见于女性，中年女性为多，大多是俗称的"黄脸婆"，即面色萎黄或苍白，贫血貌，或有浮肿，或有黄褐斑，皮肤干燥缺乏光泽。而"火美人"一般要慎用。腹部松软，或有胃内振水音适用，如果腹胀如鼓、腹痛拒按者不能用。月经大多量少色淡，如量多色红要慎用。

2. 除女性胎产疾病外，当归芍药散也能用于女性的其他慢性病，比如习惯性便秘或产后便秘就效果不错，但必须重用白芍，入煎剂量30g以上，甚至可达60g。

3. 当归芍药散对肛肠病有效。"脱肛，肿痛出水不止者，有奇效。"（《类聚方广义》）胃内振水音，合外台茯苓饮；头晕，浮肿，脉沉，合真武汤；头痛，面黄黯，合葛根汤；腰腹部冷重，合甘姜苓术汤。

4. 当归芍药散可以用于慢性肝病，不限于女性。慢性肝炎、肝硬化、甲亢服西药后肝损、自身免疫性肝病等，多合小柴胡汤。适用者多有浮肿或轻度腹水，面色黄，轻度贫血。

七、麻黄汤

古代伤寒病的主方，经典的辛温解表方，有发汗、解热、平喘、镇咳、兴奋中枢等作用，适用于以无汗而喘或无汗身痛、脉浮有力为特征的疾病。

【原始配方】麻黄三两，桂枝二两，甘草一两，杏仁七十个。上四味，以水九升，先煮麻黄，减二升，去上沫，纳诸药，煮取二升半，去滓。温服八合。覆取微似汗，不须啜粥。余如桂枝法将息。(《伤寒论》)

【方证提要】无汗发热，头身疼痛，或喘，脉浮紧者。

【适用人群】

1.黄肿：体格壮实，面色黄黯，皮肤干燥而粗糙，无光泽，有浮肿貌。

2.无汗：平时无汗或少汗，容易受凉，汗出以后舒适。

3.身体痛：容易身体疼痛，特别是腰痛或头痛；容易鼻塞、咳喘等。

【适用病证】以下病证符合上述人群特征者可以考虑使用本方：

1.以发热为表现的疾病，如普通感冒、流感发热、肺炎、急性乳腺炎的初期等。

2.以运动不遂为表现的疾病，如脑梗死、中风后遗半身不遂、多发性硬化、帕金森病、急性脊神经炎、脊髓膜瘤。

3.以身体疼痛为表现的疾病，如肩周炎、强直性脊柱炎、坐骨神经痛、关节炎、颈椎病等。

4.以皮肤干燥无汗为表现的疾病，如湿疹、荨麻疹、银屑病等。

5.以浮肿为表现的疾病，如肾炎。

6.以鼻塞、气喘为表现的疾病，如支气管哮喘、鼻炎、花粉症等。

7.以盆腔器官无力脱垂为表现的疾病，如子宫脱垂、难产、尿失禁等。

【加减变化】

1.肌肉痛、浮肿者，加白术20g；关节痛，再加附子15g。

2.银屑病，合桂枝茯苓丸；汗多怕热，再加生石膏30g，制大黄10g。

【使用注意】

1.肌肤白皙、有上冲感，易烘热、汗出者，脉弱无力者，平素易头晕、目眩、心悸、失眠、烦躁不安者，高血压、心脏病、糖尿病、肿瘤放化疗期间以及极度消瘦者，均应慎用。

2.本方应避免空腹服用，不宜与咖啡、浓茶共服。

【黄煌解说】

1.麻黄汤适用于一种以无汗、关节痛为表现特征的实性体质。肌腠致密，体气充实，中医常用"风寒束表、腠理闭塞"来解释。这类人群的伤风感冒、关节疼痛、皮肤病、脑梗等，可以安全地使用。

2. 古代多用本方治疗伤风感冒，以发热无汗、头痛、身体疼痛、鼻塞为特征。全身症状重，局部症状轻。临床多用于感冒、流行性感冒、急性鼻炎等。大多有受凉诱因。此方一汗而愈。

3. 本方也适用于体格壮实者的关节、肌肉疼痛，以腰背痛、膝关节疼痛为多，加白术或苍术；剧痛，加附子。

4. 局部干燥粗糙、出汗后症状减轻的皮肤病，如荨麻疹、银屑病、鱼鳞病等，可以用麻黄汤合用桂枝汤、桂枝茯苓丸、生石膏、大黄等。

5. 麻黄汤能兴奋大脑中枢，可治脑卒中昏厥、脑梗中风、煤气中毒、安眠药服用过量等。

八、麻黄附子细辛汤

古代的温热性止痛兴奋剂，经典的温经散寒方，具有镇痛、镇静、抗炎、抗变态反应以及类似肾上腺素样的作用，适用于以精神萎靡、恶寒无汗、身体疼痛、脉沉为特征的疾病。

【原始配方】麻黄二两，细辛二两，附子一枚。上三味，以水一斗，先煮麻黄，减二升，去上沫，纳诸药，煮取三升，去滓。温服一升，日三服。(《伤寒论》)

【方证提要】发热恶寒、无汗、身疼痛、但欲寐、脉沉者。

【适用人群】

1. 体壮面黑：体格健壮，但面色黄黯或发黑，无光泽，皮肤干燥无汗。

2. 极度疲倦：如精神萎靡、无精打采，表情淡漠，声音低弱。或昏昏欲睡，呼之能应。或反应迟钝，包括听觉、嗅觉、味觉、触觉失灵。

3. 显著的恶寒感：怕冷厚衣，特别是头部冷感背部冷感更为显著，常常包以头巾或戴棉帽；或体温高而无热感。

4. 分泌物清稀：或口水多、发热而不喜喝水。或鼻流清涕而不觉。或痰液清稀，小便清长等。

5. 疼痛：如头痛，或咽痛，或腰痛，或牙痛。

6. 脉沉：脉重取方得，但沉而不弱，或脉沉紧，或沉细。

7. 诱因：如极度疲劳、受凉、过度使用寒凉药物、月经期等。

【适用病证】 以下病证符合上述人群特征者可以考虑使用本方：

1. 以发热为表现的疾病，如感冒发热、耐药菌感染发热等。

2. 以受寒疲劳为诱因、无汗面黄为特征的突发性疾病，如暴哑失音、突发性耳聋、暴盲、面瘫、脑干脑炎等。

3. 以疼痛为表现的疾病，如三叉神经痛、偏头痛、脑瘤头痛、坐骨神经痛、腰扭伤、关节痛、牙痛、肾结石造成的肾绞痛、痛经、更年期舌痛等。

4. 以心动过缓为表现的疾病，如病态窦房结综合征、心动过缓。

5. 以睡眠障碍为表现的嗜睡与失眠。

6. 以反应迟钝为表现的月经过期不来、闭经、便秘等。

7. 以鼻塞为表现的疾病，如过敏性鼻炎。

8. 以震颤抽动为表现的疾病，如多动症、帕金森综合征等。

【加减变化】

1. 腰部沉重、神疲乏力者，加干姜 10g，茯苓 15g，白术 15g，甘草 5g。

2. 消瘦、食欲欠佳者，加桂枝、甘草、生姜、大枣，可减毒增效。

3. 心悸、心动过缓，合桂枝汤。

4. 腰腿痛，合芍药甘草汤。

5. 闭经、突发性耳聋，合葛根汤。

6. 甲减，合真武汤。

7. 痤疮、皮炎，合桂枝茯苓丸。

【使用注意】

1. 麻黄、附子、细辛均有毒性，但经过煎煮以后，其毒性可减，故本方只能用汤剂，不可用粉末。

2. 本方不可长期大量使用，一般得效以后可停服或减少用量。

3. 本方应餐后服用，空腹服用可能出现发汗、无力、心悸等反应。

【黄煌解说】

1. 麻黄附子细辛汤适用于一种身体反应迟钝的疲劳状态，表现为无汗、精神萎靡、脉沉等。发病大多有疲劳后暴感风寒或饮食生冷等诱因。其发病呈突发性。中医常用"寒邪直中少阴"来解释，也可以用"阳虚在里，风寒在表"来解释。

2. 脉沉是麻黄附子细辛汤方证的重要客观证据。脉重取方得，但沉而不弱，或脉沉紧，或沉细，大多脉沉缓或迟，即心率缓慢。

3. 麻黄附子细辛汤有退热的功效，适用者是中医所说的阳虚发热，即发热无汗，常规退热药无效；恶寒感、疲劳感明显；或鼻涕如水，或发热而不思水。一般无须加减。服药后可以先全身发热，继而汗出而愈。

4. 麻黄附子细辛汤有良好的止痛功效，适用于痛势剧烈、突发，并且遇冷加剧的症状，如剧烈头痛，或关节痛，或咽痛，或腰腿痛，或胸痛，或牙痛舌痛，或生殖器痛。

5. 麻黄附子细辛汤还有提升心率的功效，可用于如病态窦房结综合征、扩张性心肌病、重度房室传导阻滞、心肌炎等，见脉缓、精神萎靡者，加桂枝、肉桂、干姜、人参、甘草、大枣等。

6. 麻黄附子细辛汤还有抗过敏功效，日本多用于花粉症、过敏性鼻炎、过敏性结膜炎的治疗，可以单用，或与小青龙汤、玉屏风散合用。本方是一种不引起困乏嗜睡的抗过敏药。

7. 本方常用于一些感寒暴病，如突发性的疾病，特别与月经期、性生活后、极度疲劳后受凉有关，如突发性失明、突发性耳聋或失音、突发性足痿等。

九、麻杏石甘汤

古代的清热平喘方，有退热、平喘、止汗、抗变态反应等作用，适用于以汗出而喘、口渴、烦躁为特征的疾病。

【原始配方】麻黄四两，杏仁五十个，甘草二两，石膏半斤。上四味，以水七升，煮麻黄，减二升，去上沫，纳诸药，煮取二升，去滓，温服一升。（《伤寒论》）

【方证提要】汗出而喘，或鼻塞，或肤痒，痰唾黏稠，面目浮肿者。

【适用人群】

1. 体壮皮肤粗糙：体格壮实，毛发黑亮浓密，皮肤大多比较粗糙，但咳喘时可以出汗，面部或眼睑可见轻度浮肿貌。皮肤比较粗糙，易起红疹、瘙痒、风团、苔藓等。

2. 怕热好动：好动怕热，口渴，喜冷饮及水果，痰液、鼻涕多黏稠，口干口苦等。

3. 咽红鼻塞：易鼻塞、鼻痒、打喷嚏，流黏涕，易咽红、扁桃体肿大，或腺样体肥大，容易打鼾。

【适用病证】以下病证符合上述人群特征者可以考虑使用本方：

1. 以发热、咳嗽气喘为表现的疾病，如流行性感冒、大叶性肺炎、支原体肺炎、病毒性肺炎、麻疹性肺炎、支气管肺炎、支气管炎、支气管哮喘等。

2.以鼻塞为表现的疾病，如花粉症、鼻窦炎、鼻衄。

3.以红、肿、痛、羞明、流泪明显，或头痛、发热为表现的眼科疾病，如霰粒肿、角膜炎、结膜炎、角膜溃疡、泪囊炎等。

4.以瘙痒遇热加重为表现的皮肤病，如异位性皮炎、银屑病、接触性皮炎、荨麻疹、玫瑰糠疹、痤疮。

5.以体格壮实、易出汗为表现的痔疮、肛瘘、遗尿、尿潴留等。

【加减变化】

1.咳喘、痰黄、肺部感染者，加连翘 30g，黄芩 10g，山栀 10g。

2.大便不通，舌苔厚者，加大黄 10g。

3.腹胀者，加枳实 10g，厚朴 10g。

4.咽痛、痰黏者，加桔梗 10g，半夏 10g。

【使用注意】 小儿佝偻病、心脏病患者慎用。部分患儿可出现出汗过多、烦躁等，可采用小量频服。通常一次给药 2～3 天量。

【黄煌解说】

1.麻杏石甘汤适用于一种以汗出而喘或皮肤粗糙为表现特征的体质状态。多见于体型偏胖的儿童。形成的因素与遗传、饮食不调、缺乏运动、感染、过敏等有关。

2. 麻杏石甘汤是热喘的专方，可以作为各种肺炎的首选方，如病毒性肺炎、支气管肺炎、大叶性肺炎、支原体肺炎、麻疹性肺炎等。特别适用于年轻人、健壮儿童所患的肺炎等。

3. 本方也用于以咳喘、出汗为主要症状的急性支气管炎、喘息性支气管炎、支气管哮喘等呼吸道疾病，痰黄黏，合小陷胸汤；胸闷烦躁，加黄芩、栀子、连翘；大便不通，加大黄、全瓜蒌。我还常用生梨子 1 枚，连皮切片，与麻杏石甘汤一起煎煮，服用时加少许冰糖，很受孩子们的欢迎。

4. 麻杏石甘汤能通鼻窍。我应用于儿童的鼻窦炎、扁桃体肿大、腺样体肥大等，发现能减轻打鼾、鼻塞等症状。

5. 麻杏石甘汤能止痒。我用本方加荆芥、防风、大黄、连翘等，治疗儿童异位性皮炎。此方组成：生麻黄 5～10g，杏仁 15g，生石膏 30g，生甘草 5g，制大黄 5～10g，荆芥 15g，防风 15g，连翘 30g，薄荷 5g，桔梗 10g。水煎取 300mL，每次 50mL，每日 2～3 次。

6. 麻杏石甘汤还有利肛肠的功效，对成人的肛瘘、痔疮、内痔脱垂嵌顿、肛裂、脱肛、肛门神经症等可能有效。局部症状为便意迫切、肛门下垂、大便无力、疼痛等。患者大多壮实，或伴有胸闷、咳嗽、皮肤瘙痒等。

十、葛根汤

古代温和的发汗剂，有散寒舒筋的功效，具有解热、镇痛、抗过敏、抗凝、改善头部供血、抗疲劳、促月经等作用，适用于以恶寒无汗、头痛、身痛、颈项腰背强痛、嗜睡、易疲乏、大便溏薄等为特征的疾病。

【原始配方】葛根四两，麻黄三两，桂枝二两，生姜三两，甘草三两，芍药二两，大枣十二枚。上七味，以水一斗，先煮麻黄、葛根，减二升，去白沫，内诸药，煮取三升，去滓。温服一升，覆取微似汗。(《伤寒论》《金匮要略》)

【方证提要】项背强、自下利、无汗、肌肉痉挛者。

【适用人群】

1. 熊腰虎背：体格强健，肌肉厚实，脉象有力，体力劳动者或青壮年多见。

2. 皮粗肤干：面色黄黯或黯红，皮肤粗糙干燥，背部以及面部多有痤疮；平时不容易出汗，许多疾病在汗后减轻，有夏轻冬重的趋向。

3. 易困倦：疲劳感，困倦，嗜睡，反应比较迟钝。

4. 多头疾：容易有头项腰背拘急疼痛、耳鸣耳聋、痤疮、皮肤疮癣等。

5.月经不调：女性月经紊乱，表现为月经量少、月经周期较长或闭经、痛经等。

【适用病证】以下病证符合上述人群特征者可以考虑使用本方：

1.以发热无汗为表现的疾病，如感冒、乳腺炎初期、疔疮初起。

2.以项背腰腿强痛为表现的疾病，如颈椎病、落枕、肩周炎、腰椎间盘突出症、急性腰扭伤、慢性腰肌劳损等。

3.头面部的慢性炎症，如痤疮、毛囊炎、牙周脓肿、牙髓炎、鼻窦炎、过敏性鼻炎等。

4.五官感觉失灵的疾病，如突发性耳聋、面神经麻痹、颞下颌关节紊乱综合征。

5.以头昏重为表现的疾病，如脑梗死、高血压、脑动脉硬化、醉酒。

6.以月经不调为表现的疾病，如多囊卵巢综合征、月经过期不来、闭经、痛经。

【加减变化】

1.闭经或月经后期、浮肿者，合当归芍药散。

2.腰部冷重，神疲乏力者，加白术20g，茯苓15g。

3.腹痛及腰腿痛，月经不调或闭经，面红、便秘者，合桂枝茯苓丸。

4.头面部的疮疖、三叉神经痛、周围性面神经炎、暴聋、牙痛、头痛、便秘者，加大黄 10g，川芎 15g。

5. 鼻炎、鼻窦炎，加川芎 15g，辛夷花 10g。

【使用注意】

1. 体型瘦弱者，体弱多病者，瘦弱、面白、多汗者，心功能不良者，心律不齐者均应慎用。

2. 服用本方后如有心悸、多汗者，需停服。

3. 本方应餐后服用。

【黄煌解说】

1. 葛根汤主治的是一种以项背腰腿强痛为主要表现，或有头痛头晕、五官感觉失灵的疾病，涉及神经血管系统。中医传统的解释是"寒邪外束，经输不利"。可能与头面部、肩颈部的血液循环障碍以及汗腺、肾上腺、性腺等内分泌腺功能抑制有关。

2. 普通感冒应用葛根汤的机会较多，大多伴有头痛、鼻塞、打喷嚏，服药后得微汗为佳。咽痛，或痰难咳出者，加桔梗；身热、出汗、烦渴者，加生石膏；鼻塞难愈者，加川芎、辛夷花。

3. 突发性耳聋也有应用葛根汤的机会。适用者大多发病突然，或有感冒受凉诱因，面色黄黯者或有脑梗死、高黏血症者，体格壮实的中老年人居多，通常加川芎；疲惫、脉沉，加附子、细辛。

4. 多囊卵巢综合征（PCOS）可以用葛根汤治疗。①瘀热合桂枝茯苓丸加大黄、牛膝：适用于体格壮实、多毛、面红、面部痤疮紫黑、小腹部充实隆起压痛的 PCOS 患者。②寒湿合当归芍药散：适用于面色黄干燥、体毛不多、腰臀腹部松软、容易腹泻、有浮肿倾向的 PCOS 患者，或不孕症患者。

5. 痤疮常用葛根汤。这种痤疮大多疮色黯、疮头深陷、背部较多。色紫黯、结节瘢痕者，合桂枝茯苓丸；脓疱者，加大黄、川芎；头面部感染见面油者，合泻心汤。

6. 葛根汤还有兴奋功效，可用于疲惫嗜睡者。

十一、黄芪桂枝五物汤

古代治疗血痹病的专方，传统的补气活血方，具有通血痹、疗恶疮、止自汗等功效，有改善心脑供血以及微循环、增强免疫等药理作用，主治以肢体麻木、自汗而浮肿为特征的慢性疾病。

【原始配方】黄芪三两，桂枝三两，芍药三两，生姜六两，大枣十二枚。上五味，以水六升，煮取二升，温服七合，日三服。(《金匮要略》)

【方证提要】肌肉松软、乏力，肢体无力沉重，关节麻木疼痛，浮肿，自汗，舌质黯淡，脉微、涩、紧者。

【适用人群】

1. 脸黄唇黯浮肿貌：体型偏胖，面色黄，缺乏光泽；表情不丰，疲惫感；皮肤松弛，颈部赘肉，浮肿貌；舌胖大紫黯，嘴唇黯。中老年人多见。

2. 腹大松软：腹部大而松软，肚脐深陷，按之无抵抗感以及痛胀感。也有腹部饱满充实，但按之不痛，而且食欲特别旺盛者。

3. 脉弱或涩：脉无力，或沉弱，或脉微细小，心功能不全；或脉涩，如刀刮竹，不流利，心律不齐；或脉紧，如绞索，动脉血管硬化。

4.下肢浮肿疼痛溃疡：下肢多有浮肿，局部皮肤干燥发黯，走路疼痛，或易抽筋，或易感染或溃疡，或麻木不仁。

【适用病证】以下病证符合上述人群特征者可以考虑使用本方：

1.以肢体麻木为表现的疾病，如糖尿病、冠心病、心绞痛、高血压、脑梗死、中风后遗症、颈椎病、椎－基底动脉供血不足、末梢神经炎、糖尿病性周围神经炎等。

2.以关节疼痛为表现的疾病，如腰椎间盘突出、颈椎病、骨质增生症、肩周炎、坐骨神经痛、变形性关节炎。

3.以浮肿为表现的疾病，如肥胖症、高脂血症、慢性肾炎、肾病综合征、肾功能不全、尿毒症、贫血等。

【加减变化】

1.下肢疼痛麻木者，加怀牛膝15g。

2.高血压、冠心病、脑梗死见头昏头痛、胸闷痛者，加葛根30g，川芎15g。

3.糖尿病肾病等见脸红、小腹压痛、小腿皮肤干燥等瘀血证候者，合桂枝茯苓丸。

【使用注意】体瘦、腹胀者慎用。黄芪大量使用可导致食欲下降。

【黄煌解说】

1. 黄芪桂枝五物汤适用于一种以肢体麻木、浮肿、疲劳为临床特征的虚性体质，大多伴有代谢紊乱并有血管病变。老年人及糖尿病患者多见；骨关节病、肥胖、肾病、贫血等也常见。

2. 黄芪桂枝五物汤可以说是晚期糖尿病的专方，有消除麻木疼痛、减轻疲劳多汗、促进溃疡愈合的功效。面黯红，腰痛，便秘，合桂枝茯苓丸；糖尿病足、下肢麻木疼痛，合四味健步汤（赤芍 30g，怀牛膝 30g，丹参 20g，石斛 30g）。

3. 黄芪桂枝五物汤能保护心脑血管，可用于糖尿病、高血压、脑动脉硬化、椎－基底动脉供血不足等导致的视力模糊、耳鸣耳聋、头昏头晕、思维迟钝、记忆力减退、面部及四肢麻木等，通常加葛根、川芎；心血管疾病见胸闷、乏力、多汗者也能用。冠心病心绞痛患者的治疗、心肌梗死患者的后期康复常用本方。

4. 慢性肾病应用黄芪桂枝五物汤的机会较多，如糖尿病肾病、高血压肾病、慢性肾炎、肾病综合征（大量蛋白尿、低蛋白血症、高度水肿、高脂血症）见明显的浮肿者适用。浮肿，合真武汤；易感冒、自汗，合玉屏风散；浮肿不明显、脸黯红、便秘者，可与桂枝茯苓丸加大黄方交替服用。本方有消肿、控制蛋白尿、降低血肌酐、延缓肾功能不全进展等功效。

5. 黄芪大量使用，可以抑制食欲，有的患者会发生胀气及食欲不振，严重腹胀者，会让人烦躁易怒等，可减少用量。

6. 黄芪桂枝五物汤方证与大柴胡汤方证很相似，两方证的人均形体硕大。鉴别点在于：①腹胀反流有无；②腹壁力度强弱。如果腹部胀满疼痛、反流者，只能用大柴胡汤。

十二、大柴胡汤

古代治疗宿食病的专方,传统的和解清热攻里方,有止痛、除胀、通便、降逆、清热的功效,具有利胆保肝、降脂、降压、增强胃肠动力、免疫调节、抗炎、抗过敏、抗内毒素、抑菌等作用,适用于以上腹部按之满痛为特征的疾病治疗和实热性体质的调理。

【原始配方】柴胡半斤,黄芩三两,半夏半升,枳实四枚,芍药三两,大黄二两,生姜五两,大枣十二枚。上七味,以水一斗二升,煮取六升,去滓,再煎。温服一升,日三服。(《伤寒论》《金匮要略》)

【方证提要】呕吐,郁郁微烦,寒热往来或发热汗出不解,心下按之满痛者。

【适用人群】

1. 上身宽大厚实:体格壮实,面宽,肩宽,颈部粗短,上腹部饱满,面部肌肉僵硬紧张,中老年多见。

2. 抑郁焦虑:易抑郁,易焦虑,易紧张不安,易激动,常有头痛、眩晕、乏力、睡眠障碍等症状。

3. 上腹部压痛:上腹部充实饱满或有压痛,舌苔厚。

4. 反流:多有食欲不振、嗳气、恶心或呕吐、反酸烧心、口苦、便秘等症状，特别容易腹胀腹痛，进食后更甚。

【适用病证】以下病证符合上述人群特征者可以考虑使用本方：

1. 以上腹部胀满疼痛为表现的疾病，如胰腺炎、胆囊炎、胆石症、胃食管反流症、胆汁反流性胃炎、胃及十二指肠溃疡、厌食、消化不良等。

2. 以腹泻、腹痛为表现的疾病，如肠易激综合征、胆囊切除术后腹泻、脂肪肝腹泻等。

3. 以便秘、腹痛为表现的疾病，如肠梗阻（粘连性、麻痹性）、习惯性便秘等。

4. 以咳嗽气喘为表现，伴有上腹部胀满、反流的呼吸道疾病，如支气管哮喘、肺部感染等。

5. 以头痛、头昏、便秘为表现的疾病，如高血压、脑溢血、高脂血症、肥胖症、脑萎缩、精神病、抑郁症、焦虑症、老年性痴呆等。

以发热为表现的疾病，如感冒、流行性感冒、肺炎等。

【加减变化】

1. 烦躁、心下痞、出血倾向者，加黄连5g。

2. 脉滑、口干、多汗，加生石膏30g。

3. 焦虑、腹满胀气者，加栀子15g，厚朴15g。

4. 哮喘、脑梗、糖尿病、高血压、高脂血症、代谢综合征见上半身饱满、上腹部充实压痛者，合桂枝茯苓丸。

5.胃食管反流、支气管哮喘、抑郁症等见腹胀多痰、咽喉异物感者，合半夏厚朴汤。

6.肺部感染、高血压、乳房疾病、胃病等见胸痛痰黄黏、便秘者，合小陷胸汤。

7.高血压、高脂血症、脑梗、脑溢血、心律失常、胆囊炎、胃食管反流症等见面红油、唇红、舌苔黄或出血者，合泻心汤。

8.哮喘痰稠难咯者，合排脓散（枳壳、白芍、桔梗按2∶2∶1的比例研粉，每次5g，米汤调服，或开水泡水代茶，每天3～5次）。

【使用注意】

1.体质虚弱、消瘦、贫血者慎用。

2.本方见效后，可减量并采用间断性服用。

【黄煌解说】

1.大柴胡汤是古代治疗发热性疾病的常用方，现代临床则用于实热性体质、代谢综合征的调理。临床用大柴胡汤重在抓体质。一是望体型：体格肥胖壮实，面宽方圆，肩宽、颈短，胸背宽厚实。女性多丰乳肥臀，男性多大腹便便。中老年人多见，营养过剩者居多。二是查腹证：上腹部胀满膨隆，有明显压痛及抵抗感。三是察神态：面部肌肉僵硬，表情严肃，容易烦躁发怒，易抑郁焦虑，常有头痛、眩晕、睡眠障碍等症状。

2.止呕除胀，抑制胃食管反流，是大柴胡汤的主要功效，临床上对伴有胃食管反流的多种疾病，大柴胡汤都有应用的机会，如哮喘、心律不齐、高血压、肥胖等。有胃食管反流的患者，大多有反流进食后不适症状加重、夜半口干苦、晨起咽喉有黄黏痰、口臭等，特别是上腹部胀满是重要特征。

3. 大柴胡汤有除烦解郁的功效，失眠症、抑郁症、焦虑症、强迫症、情感双相障碍、精神分裂症等精神心理疾病也有应用的机会，适用于体格健壮、烦躁易怒者。

4. 大柴胡汤不宜减，通常原方即有效。如病情复杂，可用合方。

5. 由于病情复杂，各人情况不一，大柴胡汤的服用方法比较灵活。重病急症需要大剂量，可一日进2～3剂；慢性病、调理体质可以小剂量，每天或隔天半剂。以空腹服为宜。调理体质宜临睡前服。

十三、小柴胡汤

古代的退热抗炎剂，经典的和解方，是治疗发热性疾病处在迁延期的常用方，具有解热、抗炎、免疫调节等作用，适用于以往来寒热、胸胁苦满、心烦喜呕、默默不欲饮食为特征的疾病。

【**原始配方**】柴胡半斤，黄芩三两，半夏半升，人参三两，甘草三两，生姜三两，大枣十二枚。上七味，以水一斗二升，煮取六升，去滓，再煎取三升。温服一升，日三服。(《伤寒论》《金匮要略》)

【**方证提要**】往来寒热，或疾病休作有时，胸胁苦满，心烦喜呕，默默不欲饮食，或发黄，或腹痛，或咳，或心下悸，或渴，或郁冒者。

【**适用人群**】

1. 黄瘦：体型中等或偏瘦，营养状况一般或较差，面色黄或发青，皮肤干，缺乏光泽，有虚弱貌。

2. 神情漠然：表情淡漠，情绪低落，沉默寡言。意欲低下，特别是食欲不振。自我评价差，性格偏内向。

3. 怕风冷：易感冒发热咳嗽；易皮肤过敏，或痒或起风团皮疹；易肌肉关节疼痛。

4. 胸胁苦满：胸胁部症状较多，或胸闷痛，上腹部或两肋下按之有抵抗感和不适感。

5. 往来寒热：易患疾病大多为急性疾病的迁延期或是慢性病，病程长，反复发作，缠绵难愈。如发热性疾病久久不退、病毒性疾病、自身免疫性疾病、过敏性疾病、肝胆病、结核病、甲状腺疾病、乳房疾病、耳鼻眼睛疾病、抑郁症等。

【适用病证】以下病证符合上述人群特征者可以考虑使用本方：

1. 以发热为表现的疾病，如感冒、流行性感冒、轮状病毒肠炎、肺炎、急慢性扁桃体炎、疟疾、伤寒、妇女经期发热。

2. 以食欲不振、恶心呕吐为表现的疾病，如慢性胆囊炎、慢性胃炎、胃溃疡、慢性肝炎等。

3. 以咳嗽为表现的疾病，如肺炎、胸膜炎、支气管哮喘、咳嗽变异性哮喘、支气管炎、结核病等。

4. 以淋巴结肿大为特征的疾病，如淋巴结肿大、淋巴结炎、淋巴结核、肿瘤的淋巴结转移、慢性淋巴细胞白血病、恶性淋巴瘤、艾滋病、癌症等。

5. 反复发作的过敏性疾病，如过敏性鼻炎、花粉症、日光性皮炎、湿疹等。

6. 反复发作的五官科炎症，如腮腺炎、鼓膜炎、化脓性中耳炎、口腔炎、角膜炎、虹膜炎等。

7. 自身免疫性疾病的桥本甲状腺炎、风湿性关节炎、强直性脊柱炎、自身免疫性肝病等。

8. 以抑郁为表现的疾病，如抑郁症、神经性食欲缺乏症、心因性阳痿。

【加减变化】

1. 咽喉疼痛，加桔梗 10g。

2. 淋巴结肿大者，加连翘 30g。

3. 咳喘病迁延不愈，咯少量白黏痰者，加干姜 10g，五味子 10g。

4. 皮肤过敏，身痒、目痒、头痛者，加荆芥 15g，防风 15g。

5. 神经痛、关节痛、发热性疾病见消瘦者，合桂枝汤。

6. 干燥综合征、肿瘤、肾病等见口渴、浮肿、腹泻、胖大舌者，合五苓散。

7. 咳嗽、哮喘、皮肤病等见咽喉异物感、腹胀、痰多者，合半夏厚朴汤。

8. 呼吸道疾病见胸痛、黄黏痰、便秘者，合小陷胸汤。

9. 发热、腹胀不欲食、舌苔白厚者，合平胃散。

10. 亚甲炎、肝病、不孕症等见贫血面黄月经量少者，合当归芍药散。

11. 甲亢等见汗便秘者，合白虎汤。

12. 关节炎、肝病等见晨僵、便秘或腹泻者，合黄芩汤，再加黄柏。

13. 舌红、口干，怕辣，肛门灼热，可去姜。

【使用注意】

1. 日本曾报道小柴胡汤导致肝损害及间质性肺炎的病例，肝肾功能不良者慎用。

2. 本方不宜长期大量服用，发热性疾病通常给予 5 天量，慢性病则可以服用时间长些，建议服用 3 个月后检查肝肾功能。

3. 方中黄芩不宜大量，特别是肝病患者。

【黄煌解说】 小柴胡汤是古代治疗发热性疾病的一张常用方，现代临床可以广泛应用于各科疾病。

1. "往来寒热"是张仲景对小柴胡汤主治疾病常见类型的一种经典表述，其概念广泛：①指患者发热持续。提示本方古代用于各种发热性疾病以及感染性疾病。②一种过敏状态。如对温度变化的自我感觉过敏，特别畏风、怕吹空调等。延伸为对湿度、气压、光照、气候、居住环境、音响、气味过敏乃至心理过敏。提示小柴胡汤可以用于过敏性疾病、精神心理疾病。③指疾病反复发作。"往来"有时间性。其中有定时发病者，所谓"休作有时"，或日节律，或周节律，或月节律，如疟疾的间日发作等；也有无明显的节律的发病，如癫痫、过敏性疾病等。提示小柴胡汤治疗许多反复发作的慢性病。

"往来寒热"是古人发现的一种疾病，可能是一种慢性的炎症或感染性疾病，尤其与病毒性感染、免疫功能失调有关，并涉及淋巴系统、精神神经系统、消化系统、呼吸系统等。换句话说，我们可以称之为"WLHR 综合征"。小柴胡汤是主治方剂，通常需要根据具体疾病加减。

小柴胡汤退热的功效肯定，但方中的柴胡应重用。《伤寒论》原方柴胡用 8 两，如果按照目前教科书的换算方法，相当于现在的 24g。柴胡如果小于 10g，退热的效果就受到影响。我的经验，用于治疗病毒性感冒发热以及类风湿关节炎，柴胡在 20g 以上方有效。

病毒性感冒见发热持续，有汗微恶风，或呕吐，或咳嗽，或咽痛，或腹痛，唇红、舌红者，可用小柴胡汤加连翘。本人退热验方：柴胡 40g，生甘草 10g，连翘 60g，黄芩 20g（儿童用量为 1/2 或 1/3）。水煎，日分 4 次服用，第一次服药后有的患者可出现通身大汗，体温随之下降或至正常。

手足口病、水痘、轮状病毒性肠炎、腮腺炎等的发热，也适用小柴胡汤。对于一些女性月经期的感冒发热、食欲不振，症状重，病程长，用抗生素效果不佳，而用小柴胡汤能很快退热，这与古人所谓的"热入血室"用小柴胡汤的经验是一致的。

风湿免疫性疾病发热，如类风湿关节炎、亚甲炎、成人Still 病（斯蒂尔病）、红斑狼疮等，这种发热缠绵难愈，也属于往来寒热的范畴，可以用小柴胡汤。

由于引起发热的原因和疾病非常多，小柴胡汤多加味：易感儿调理，间断性服小柴胡汤；咳嗽，加半夏厚朴汤（柴朴汤）；发热、口渴喜饮热水，或腹泻，或多汗者，合五苓散；发热而关节肿痛，加白芍、黄柏；服用激素后的舌红、食欲旺盛者，加大剂量生地。

小柴胡汤多用于发热性疾病，特别适用于以寒热交替、食欲不振、恶心为表现者。

2."胸胁苦满"是张仲景对小柴胡汤主治疾病常见类型的又一种经典表述。其含义有二：①自觉证：指患者胸膈间和胁肋下的胀满感、窒息感、疼痛感。这可能是胸腔内器官病变的外在表现，也可以理解为一种抑郁状态。胸胁苦满的"苦"字，除表示患者胸胁部的不适感比较明显或持久以外，还指患者的心理处在一种抑郁痛苦的状态。②他觉证：沿肋骨弓的下端向胸腔内按压，医生指端有抵抗感或腹肌僵硬紧张感，患者或有胀痛不适感。

"胸胁苦满"可以做适当延伸。乳房病、腋下腹股沟淋巴结肿、肩颈部的酸痛、甲状腺、腮腺病、睾丸肿痛，都可以视为"胸胁苦满"的内容，如偏头痛、耳疾患、肩颈部的酸痛、甲状腺的肿胀、耳疾以及腰胯部的疼痛、腹股沟的肿块、疼痛等，临床可以考虑使用本方。为便于记忆，我将胸胁部、身体的侧面、腹股沟等部位称之为"柴胡带"，而这些部位恰恰都是淋巴走向，提示小柴胡汤可以用来治疗各种淋巴系统疾病。

小柴胡汤是呼吸道疾病的常用方，如肺炎、胸膜炎、支气管哮喘、变异性哮喘、支气管炎、结核病、肺癌等，以发热咳嗽持续、恶心呕吐或食欲不振者最为适合。《伤寒论》小柴胡汤条下有"若咳者……加五味子半升、干姜二两"的记载；《苏沈良方》载："元祐二年（1087），时行无少长皆咳，本方（即小柴胡汤）去人参、大枣、生姜，加五味、干姜各半两，服此皆愈。"这类患者大多是感冒以后咳嗽迁延不愈，稍遇风寒或刺激气味则症状加剧，咳嗽痰少，甚或两肋疼痛，服用抗生素往往没有明显效果，用小柴胡汤加五味子，咽痛者加桔梗、连翘，确有疗效。小柴胡汤合半夏厚朴汤，名柴朴汤，是治疗过敏性咳嗽的有效方，加荆芥、防风更好；小柴胡汤合小陷胸汤，名柴陷汤，能清热化痰，多用于支气管炎、哮喘、支气管扩张、胸膜炎、脓胸、自发性气胸等呼吸系统疾病，见胸闷而痰黄黏稠者。服用后有大便通畅、痰液减少、胸膈满闷感减轻的效果。

甲状腺疾病常用小柴胡汤，如亚甲炎、甲亢、桥本甲状腺炎等。我的经验，甲亢多汗、心率快、大便干结者，合白虎汤，汗越多，石膏越重用；大便干结，知母当重用。消瘦，加人参；桥本甲状腺炎，月经不调或不孕者，合当归芍药散（柴归汤：柴胡15g，黄芩5g，姜半夏10g，党参10g，生甘草5g，当归10g，川芎15g，白芍30g，白术15g，茯苓15g，泽泻15g，干姜10g，红枣20g，水煎，每剂服1～2天。一般服用3～6个月）。

干燥综合征（SS）通常合用五苓散。其人口苦咽干目眩、怕冷、关节痛，表证存在，是小柴胡汤证；口干不能多饮水，或饮水即吐，或有振水音，是五苓散证。

风湿病，如风湿性及类风湿关节炎、强直性脊柱炎等，此病反复发作，对环境气候敏感，为小柴胡汤适用症。血沉快，C反应蛋白增高，加白芍、黄柏；腹泻、浮肿貌，合五苓散。

用于皮肤病，如日光性皮炎、丘疹性湿疹、玫瑰糠疹、色素紫癜性皮肤病、荨麻疹、神经性皮炎、病毒疹、皮肌炎、脂膜炎、红斑狼疮等。女性多见。瘙痒，加荆芥、防风；舌红唇红，合黄芩汤（黄芩、白芍、甘草、大枣）。

淋巴系统疾病也有用小柴胡汤的机会，如淋巴结肿大、淋巴结炎、淋巴结核、肿瘤的淋巴结转移、慢性淋巴细胞白血病、恶性淋巴瘤等，但多要配合大剂量的连翘。胡希恕先生治疗颌下淋巴结肿大、急性化脓性扁桃体炎、急慢性睾丸肿大等都用小柴胡汤加石膏。肿瘤放化疗以后，我常用小柴胡汤合五苓散等，其人面色黄或有水斑，或有浮肿貌，或下肢浮肿，或体腔积液；怕风冷，疲劳，皮肤痒或红疹，身体疼痛；舌黯淡胖大，边有齿痕。

3.“默默不欲饮食”是小柴胡汤方证的点睛之笔，张仲景用描述性的笔法给读者一个适用小柴胡汤患者的形象：沉默寡言，食欲不振，性欲低下，处在抑郁状态，提示小柴胡汤抗抑郁，可用于抑郁症、神经性厌食、抑郁性便秘、失眠症、肠易激综合征、心因性阳痿等。如烦躁易惊，加桂枝、甘草、龙骨、牡蛎、茯苓；腹胀、恶心、多痰，合半夏厚朴汤。

4. 小柴胡汤是和法的代表方。本方所适应的患者，往往经过发汗、催吐、泻下的常规治疗，但发热持续不退，时低时高，病情或进或退，也有的病人虽然不发热，但依然怕冷怕热，对外界温度的变化十分不适应，有的病人变得消瘦。这些病人的临床表现也变得比较复杂，有的表现为食欲不振，或恶心呕吐，或口苦咽干，或目眩，或腹痛，或心悸，或咳嗽，或手足心热；有的病人在胁下出现肿大的脾脏，或在腋下或腹股沟出现肿大的淋巴结。这种情况表明，疾病进入了迁延期和慢性期，就像战争中敌我双方处在僵持和胶着状态，张仲景说，这是"血弱气尽，腠里开，邪气因入，与正气相搏，结于胁下"，后世的医家习惯用"半表半里"来概括这种状态。也就是说，即疾病中邪正双方搏击的地点，既不在国境线上，也不在国都，而在中间地带。这种态势，在军事上决定了不能速战速决，多采取求和的战略。医学上用什么配方呢？张仲景的经验，是用小柴胡汤。因此，后世医家将这种治疗原则称为和法。

5. 本方应用范围极为广泛，对方证的把握要求更为严格。小柴胡汤又称为"三禁汤"，反观之，即除了适合"汗""吐""下"之外的疾病都有应用的机会。尽管小柴胡汤的使用很广，几乎涉及全身各系统的疾病，但并不是所有上述疾病均可使用小柴胡汤，只有抓住适用人群特征，才会保证用药的安全和有效。

6. 本方临床应用多加减，但柴胡、甘草是核心，不可减。《伤寒论》原文提示，小柴胡汤在使用中需根据症状进行加减变化，方中黄芩、人参、半夏、生姜、大枣均可以减去，唯柴胡、甘草不可去，这个经验可以证明，柴胡、甘草有协同作用。

十四、柴胡加龙骨牡蛎汤

古代的精神神经心理病用方，传统的安神定惊解郁方，具有抗抑郁、改善焦虑情绪、镇静、安眠、抗癫痫等作用，适用于以胸满、烦、惊、身重为特征的疾病。

【原始配方】柴胡四两，黄芩一两半，人参一两半，桂枝一两半，茯苓一两半，半夏二合半，大黄二两，龙骨一两半，牡蛎一两半，生姜一两半，大枣六枚，铅丹一两半。上十二味，以水八升，煮取四升，纳大黄，切如棋子，更煮一二沸，去滓。温服一升。（《伤寒论》）

【方证提要】胸满，脐部动悸，烦，惊，睡眠障碍，小便不利，谵语，身重难以转侧，苔黄腻，脉弦硬或滑而有力者。

【适用人群】

1. 表情淡漠（"柴胡脸"）：体格中等或偏瘦，脸型以长脸居多；面色黄或白，缺乏光泽，抑郁神情，表情淡漠，疲倦貌。

2. 性格内向：性格偏于内向，自我评价差，叙述病情话语不多，语速慢。做事规范严谨细致。

3. 不定愁诉：主诉以自觉症状为多，常有的症状有睡眠障碍、疲劳感、怕冷等。此外，胸闷、心悸、头昏、耳鸣、不安等不定愁诉也很多。或有精神压力过大，或情感挫折等诱因。

4. 胸胁苦满：两胁下按之有抵抗感或僵硬感，缺乏弹性。腹主动脉率动明显。心率多偏快。

5. 舌苔黄厚，大便多干结难解。

【适用病证】以下病证符合上述人群特征者可以考虑使用本方：

1. 以抑郁为表现的疾病，如抑郁症、恐惧症、神经性耳聋、高血压、脑动脉硬化等。

2. 以精神障碍为表现的疾病，如精神分裂症、老年性痴呆、脑萎缩、小儿大脑发育不良等。

3. 以动作迟缓、抽动震颤为表现的疾病，如帕金森综合征、脑损伤、癫痫、小儿多动症、小儿脑瘫等。

4. 伴有睡眠障碍的性功能障碍、闭经、更年期综合征、肠易激综合征、脱发、痤疮等。

5. 以惊恐动悸为表现的心律不齐、心脏神经症、房颤、早搏等。

【加减变化】

1. 面黯红、舌紫者，合桂枝茯苓丸。

2. 胸闷、腹胀、焦虑不安、舌尖红者，合栀子15g，厚朴15g，枳壳15g。

3. 躁狂、便秘、月经不通，加桃仁15g，芒硝10g，甘草5g。

4. 面红油、烦躁、失眠、舌红苔黄，加黄连 5g。

【使用注意】有些患者会出现腹泻、腹痛，停药后即可缓解。

【黄煌解说】

1. 柴胡加龙骨牡蛎汤是古代的抗抑郁方。抑郁症是常见的一种情感性障碍，以情感低落为主要特征，患者常常诉说疲倦乏力、头晕头痛、胸闷心悸、失眠、便秘、性欲抑制、体重减轻等，但各种检查无明显异常。我们临床观察，本方对伴随较明显的焦虑症状的抑郁症者效果显著，能改善睡眠质量，减轻疲劳感，提高意欲，消除惊恐不安感。多配合栀子厚朴汤。伴有睡眠障碍的阳痿早泄、闭经、更年期综合征、肠易激综合征、脱发、痤疮等也可以用。本方能提高睡眠质量，睡眠障碍、梦游症、小儿夜惊等有应用机会。

2. 本方能促进大脑功能的恢复，无论疾病、毒品或者外伤手术导致的脑实质以及功能的损伤，都可考虑本方。胸闷烦热，合栀子厚朴汤；面黯红、舌紫黯，合桂枝茯苓丸；躁狂便秘，合桃核承气汤。

3. 本方对小儿脑病有效，如小儿脑瘫、小儿癫痫、夜惊夜游症、小儿舞蹈症、小儿多动症等，以体格较壮实、睡眠不安、大便干结者为适宜。如抽搐严重，可合风引汤（生石膏、寒水石、紫石英、赤石脂、白石脂、龙骨、牡蛎、滑石、桂枝、大黄、甘草、干姜）。

4.本方用大黄，就是为了醒脑，临床用量应调整。身体壮实、便秘、舌苔焦黄者，用生大黄，量可大于半夏、黄芩；消瘦、食欲不振或腹泻者，可用制大黄，并酌情减量，甚至不用大黄，加甘草，此方对肠易激综合征以及害怕大黄者也适用。

5.柴胡加龙骨牡蛎汤与大小柴胡汤的方证需要鉴别。从体格壮实度以及腹力充实度看，大柴胡汤证最强壮，小柴胡汤证最弱；从抑郁程度看，柴胡加龙骨牡蛎汤证最重，大柴胡汤证最轻；从往来寒热来看，小柴胡汤证最明显，而脐跳是柴胡加龙骨牡蛎汤证所特有的。

十五、四逆散

古代治疗四肢冷的专方，经典的理气方，能缓解心理压力所导致的躯体症状，并有抗抑郁、催眠、调整胃肠道功能、改善微循环等作用，适用于以胸胁苦满、四肢冷、腹痛为特征的疾病。

【原始配方】柴胡、芍药、枳实、甘草各十分。上四味，各十分，捣筛。白饮和服方寸匕，日三服。(《伤寒论》)

【方证提要】四肢冰凉，胸胁苦满，腹中痛，脉弦者。

【适用人群】

1. 棱角脸：体型中等偏瘦，脸部棱角分明，面色黄或青白，表情紧张或眉头紧皱，烦躁面容。青年多见，青年女子最为多见。

2. 紧张腹：上腹部及两胁下腹肌比较紧张，按之比较硬，不按不痛，一按即痛。

3. 冰冷手：紧张和疼痛时更明显，并可伴有手心汗多。血压多偏低。

4. 挛急痛：多疼痛类症状，或有腹痛、头痛、胸痛，或经前乳房胀痛；多有痉挛类症状，如肌肉痉挛的脚抽筋、呃逆、便秘、尿频、磨牙等。

5. 琴弦脉：脉多弦滑或弦细。

【适用病证】 以下病证符合上述人群特征者可以考虑使用本方：

1. 以腹痛、腹胀为表现的疾病，如胆囊炎、胆石症、胃炎、胃溃疡、十二指肠溃疡、肠易激综合征、泌尿道结石急性发作、胃下垂、消化不良等。

2. 以肌肉痉挛为特征的疾病，如顽固性呃逆、腓肠肌痉挛、女性急迫性尿失禁、神经性头痛等。

3. 以紧张不安为表现的疾病，如经前紧张综合征、心因性阳痿、胃神经症、心脏神经症、神经性皮炎、不安腿综合征等。

4. 以胸闷、胸痛为表现的疾病，如冠心病、急性乳腺炎、肋间神经痛、肋软骨炎等。

【加减变化】

1. 咽喉异物感、腹胀者，合半夏厚朴汤。

2. 泌尿道结石伴有症状者，合猪苓汤。

3. 顽固性的头痛、失眠、胸痛、呃逆、磨牙、便秘、舌紫黯者，加当归10g，川芎15g，桃仁10g，红花5g。

【使用注意】

1. 本方过量使用可导致疲乏无力感。

2. 四肢冷、面色白、精神萎靡、脉沉者慎用。

【黄煌解说】

1. 四逆散证可以说是一种疾病（"SNS 综合征"），也可以看作是一种体质状态。在持续的精神压力下，有的人根本不能适应，造成适应不良。或心理活动能力减弱，出现注意力不集中，记忆力减退，学习和工作效率降低等；或情绪失调，表现为情绪波动、烦躁、焦虑、抑郁等；或睡眠障碍，如失眠、噩梦、早醒等；或有疑病性强迫观念，出现各种明显的躯体不适应感，如慢性疼痛等，甚至诱发躯体功能紊乱或器质性损害，如高血压、冠心病心律不齐、支气管哮喘、甲亢、月经失调、阳痿、神经性皮炎等。四逆散是古代的解痉止痛剂，并能缓解心理压力所导致的躯体症状，尤其是对伴有疼痛性症状者，最为有效。

2. 四逆散证还有很多"或然证"，《伤寒论》记载："或咳，或悸，或小便不利，或腹中痛，或泄利下重者，四逆散主之。"（318）每个或然证，不能视为一个症状，而应视为一种疾病，或者一个系统的疾病，如咳，提示呼吸系统疾病，如气喘、咳嗽、胸闷痛，尤其以胸闷如窒疼痛、呛咳为特征，如支气管炎、肺炎、哮喘。悸，提示循环系统疾病以及精神神经系统疾病，如以心悸为表现的心血管疾病、低血压、神经症等，应伴有胸闷痛，或腹胀痛等。小便不利，提示泌尿系统疾病和精神神经系统疾病，如尿路结石、膀胱炎、慢性尿路感染等，特别是小便窘迫难出。腹中痛及泄利下重，多为痛泻，伴有明显的里急后重感、下坠感、胀痛感，排气或便后舒适，提示消化道疾病，如肠胃炎、痢疾、肠功能紊乱等。所以说，四逆散临床运用十分广泛。

3. 临床应用，关键是识别四逆散的适用人群。这些患者大多是年轻人，特别是女性，体型中等偏瘦，脸部棱角分明，面色黄或青白，表情紧张或眉头紧皱，面部肌肉紧张，烦躁面容。血压多偏低。

四肢发冷是最重要的特征：①以末端为甚；②与情绪相关，紧张以及情绪低落时加重；③四肢冷但皮肤色泽正常。临床有四肢冰凉而汗出如水，或有四肢冷而胸中烦热，或出现冬天四肢如冰，夏天四肢如火。

腹肌紧张是客观指征。上腹部及两胁下腹肌比较紧张，按之比较硬；不按不痛，一按即痛；特别是站立时，这种腹证最为明显。

疼痛类主诉比较多，或有腹痛、头痛、胸痛、经前乳房胀痛等；痉挛类症状，如肌肉痉挛的脚抽筋、呃逆、便秘、尿频、磨牙等。以上症状与情绪或睡眠相关。

4. 四逆散可用于以腹痛腹胀为表现的疾病，如胆囊炎、胆石症、胃炎、胃溃疡、十二指肠溃疡、肠易激综合征、泌尿道结石急性发作、胃下垂、消化不良等。特别适用于肠道易激综合征（IBS），多表现为腹痛、腹泻、腹胀等，同时患者多紧张不安以及咽喉异物感等，通常用本方合半夏厚朴汤。

5. 四逆散对抑郁症有效。抑郁症表现不一，或胸闷怕冷乏力，或四肢麻木不适，或食欲不振等，可用四逆散合半夏厚朴汤。本方能条畅心情，减轻冷感，改善饮食和睡眠。

6. 四逆散能助眠，多用于顽固性失眠，多有工作压力大的诱因。其睡眠表现为入睡困难，睡意不来，需要刻意追求睡意，营造特别的睡眠环境，比如看书、听音乐，或者胸压重物或裸体、降温等措施。通常合当归、川芎、桃仁、红花等，方如血府逐瘀汤。

7. 四逆散适用于小便不畅、窘迫难出者，膀胱炎、尿道炎、泌尿道结石等多用。尿路刺激症状明显，合猪苓汤；舌红、心烦、失眠，加栀子、连翘；结石致剧烈腹痛腰痛，重用白芍、枳实，另加当归、川芎、牛膝、青皮、大黄等，以解痉止痛；结石稳定期，四逆散合猪苓汤，利于结石下移。

8. 四逆散尚适用于阵发性呛咳，见无痰或少痰、胸胁痛者，可用于支气管炎、胸膜炎、气胸、肺结核等引起的剧烈咳嗽。痰黏加桔梗。

十六、半夏厚朴汤

古代治疗咽中异物感的专方，传统的理气化痰方，具有抗焦虑、抗抑郁、镇静、催眠、促进胃肠蠕动、抑制喉反射等作用，适用于以咽喉异物感乃至躯体感觉异常、腹胀、恶心为特征的疾病。

【原始配方】半夏一升，厚朴三两，茯苓四两，生姜五两，干苏叶二两。上五味，以水七升，煮取四升，分温四服，日三夜一服。（《金匮要略》）

【方证提要】咽喉异物感，或口腔、鼻腔、胃肠道、皮肤等躯体的异常感觉者。

【适用人群】

1. 表情丰富：形体中等，营养状况较好，毛发浓密，肤质滋润或油腻；眨眼频繁，表情丰富，常眉头紧皱。

2. 诉说怪异：话语滔滔不绝，表述细腻怪异夸张，不断地诉说躯体的不适感和异样感，咽喉异物感或黏痰多。

3. 舌红苔黏：舌质无明显异常，或舌尖有红点，或边见齿痕；舌苔多黏腻。

【适用病证】以下病证符合上述人群特征者可以考虑使用本方：

1. 以咽喉异物感为特征的多种神经症，如梅核气、舌觉异常、抑郁症、焦虑症、强迫症、恐惧症、胃神经症、心脏神经症、神经性呕吐、神经性尿频、神经性皮炎、肠易激综合征、心因性勃起功能障碍等。

2. 咽喉疾病，如咽炎、扁桃体炎、喉源性咳嗽、声带水肿。

3. 以吞咽困难、呕吐、上腹胀为表现的疾病，如厌食症、化疗后呕吐、食管痉挛、急慢性胃炎、胃下垂、功能性消化不良等。

【加减变化】

1. 腹胀、呕吐、恶心者，苏叶可改用苏梗 15g。

2. 如无生姜，可用干姜 5g 替代。

3. 胸闷、腹胀、四肢冷、便秘者，合四逆散。

4. 失眠、眩悸者，合温胆汤。

5. 焦虑失眠、腹胀满者，合栀子 15g，枳壳 15g，厚朴 15g。

【使用注意】

1. 适用本方者病情易反复，情绪易波动，须配合心理疏导。

2. 孕妇慎用。动物实验提示方中的半夏有胚胎毒性。

【黄煌解说】

1. 半夏厚朴汤主治一种以咽喉异物感、胸闷腹胀为表现特征的感觉障碍性疾病。临床自觉症状多且怪异，咽喉异物感比较突出，长期反复但无虚弱征象，检查无异常发现。与精神心理、神经、呼吸、消化、循环等系统的疾病交叉互见，临床发病率高。古代记载半夏厚朴汤"治七情气郁，痰涎结聚，咯不出，咽不下，胸满喘急，或咳或呕，或攻冲作痛"（汪昂《医方集解》）。

2. 半夏厚朴汤多用于疑病症，患者担心或相信患有一种或多种严重躯体疾病，病人诉躯体症状，反复就医，常伴有焦虑或抑郁。本病多在 50 岁以前发病，为慢性波动病程，男女均可发生。服用本方要配合心理疏导。

3. 焦虑症是神经症中最常见的一种，无明确客观对象的紧张担心，坐立不安，还有植物神经症状（心悸、手抖、出汗、尿频等）。心前区或后背的压迫感、紧缩感是应用本方的特异性方证。本方常与温胆汤、栀子厚朴汤等合用。

4. 抑郁症也有应用本方的机会，以咽喉部异物感、胸闷窒息感为特征者有效，通常加栀子、连翘。怕冷，合四逆散；头晕心悸，合温胆汤。

5. 咽喉病使用本方的机会多，如咽异感症（梅核气）、反流性咽喉炎、声带水肿、声带麻痹等，以咽喉痒明显、黏痰多、呼吸困难感、焦虑惊恐者为适用。咽干痛，加桔梗 10g，甘草 5g；胸闷抑郁，加栀子 15g，淡豆豉 15g。

6. 半夏厚朴汤也能止咳化痰，如吸入性肺炎、支气管炎、哮喘、慢阻肺、气胸、胸腔积液等有应用机会。有胃及食管反流症状及焦虑症状者效果好。咳嗽反复，遇风即咳，合小柴胡汤；哮喘痰多，腹胀满，合大柴胡汤；咳喘慢性化，加当归、川芎、肉桂等，方如苏子降气汤。

7. 半夏厚朴汤应用面比较广，但必须强调方证相应的原则，临床上要有咽喉异物感、腹胀等症状者方有效。特别是舌苔黏腻满布，是其客观体征。

十七、温胆汤

古代的壮胆方，传统的清热化痰和胃方，有镇静、抗焦虑抑郁的作用，适用于以恶心呕吐、眩晕、心悸、失眠、易惊等为特征的疾病。

【原始配方】半夏、竹茹、枳实各二两，陈皮三两，甘草一两，茯苓一两半。上锉为散，每服四大钱，水一盏半，加生姜五片，大枣一枚，煎七分，去滓，食前服。（《三因极一病证方论》）

【方证提要】虚烦不得眠，易惊恐，多噩梦，易精神恍惚，焦虑不安。易恶心、头晕、短气、心悸、乏力、自汗、饮食无味，脉滑者。

【适用人群】

1. 圆脸：体型偏胖，皮肤油腻，有光泽，圆脸居多。

2. 大眼：目睛大而明亮，有光彩，眼神飘忽不定。

3. 多幻觉：易出现幻觉，睡眠障碍，多噩梦。

4. 易惊恐：常有胸闷、心悸、心动过速或心律不齐。大多有恐高症。

5. 易恶心头晕：有恶心呕吐、抽动、痉挛；容易晕车、晕船；易有眩晕、头痛、恍惚、焦虑等。

6. 诱因：体质的形成，除与先天禀赋有关外，还与过度惊恐、突发性事件过多、工作与生活压力过大有关。

【适用病证】以下病证符合上述人群特征者可以考虑使用本方：

1. 以惊恐不安为表现的疾病，如创伤后应激障碍、恐惧症、强迫症、焦虑症等。

2. 以抽动痉挛为表现的疾病，如儿童抽动秽语综合征、帕金森综合征等。

3. 以眩晕、幻觉、失眠为表现的疾病，如精神分裂症、高血压、眩晕症等。

【加减变化】

1. 腹胀、咽喉异物感者，合半夏厚朴汤。

2. 焦虑及腹胀者，加栀子 15g，厚朴 15g。

3. 神经症、更年期综合征、冠心病等见胸闷失眠多汗者，加酸枣仁 30g，知母 15g，川芎 15g。

4. 胸闷烦躁、失眠、心率快者，加黄连 5g。

5. 嗜睡、面黄、脉缓、乏力者，加麻黄 5g。

6. 头痛、眩晕、抽动，加天麻 10g。

7. 肌肉痉挛、抽搐，加全蝎 5g，蜈蚣 10g。

【黄煌解说】

1. 温胆汤是传统的精神心理疾病用方，适用于一种易惊恐、敏感的热性体质，大多有焦虑或抑郁心境。发病与过度惊恐、突发性事件过多有关。中医常用"痰热扰心，心神不安"

来解释。儿童、青年、女性多见。

2. 对其方证的识别，重点是观察患者的精神状态。通常体型偏胖，营养状态较好，皮肤油腻有光泽，圆脸居多；目睛大而明亮，有光彩，眼神飘忽不定。其主诉大多为精神症状，如睡眠障碍、易惊恐不安、头晕目眩等。

3. 温胆汤是创伤后应激障碍（PTSD）的专方。本方具有改善睡眠、消除恐惧感、止呕、降低血压、消除躯体症状等效果。

4. 焦虑症也多用温胆汤。胸闷烦躁、腹胀、舌红，合栀子厚朴汤；焦虑不安、恍惚、失眠、舌光少苔的老年人，合酸枣仁汤。本方有减轻不安感、恐惧感，消除噩梦的效果。

5. 精神分裂症有应用本方的机会。服用本方可使得思维清晰，幻觉减少，睡眠改善。如服用过多精神病药物导致抑郁、呆滞、面黄、闭经者，可加麻黄。

6. 温胆汤多用于初期高血压或临界高血压，适用者以面色滋润、体胖的年轻人居多，大多伴有失眠多梦、恐惧感，血压波动大（"白大褂综合征"）。多用原方。胸闷心烦者，合栀子厚朴汤；如舌红、烦躁、面红油光者，加黄连。

7. 温胆汤有减肥功效，如单纯性肥胖、精神性肥胖等。方中的半夏、枳壳要重用。减肥的途径与改变心理，恢复正常饮食结构和方式有关。

8. 温胆汤与半夏厚朴汤作用很相近，其区别在于温胆汤证以精神症状为主，如失眠、眩晕、心悸、惊恐等；半夏厚朴汤证以躯体症状为主，咽喉口腔及上消化道的症状明显。中医的解释，前者是"痰气交阻"，后者是"痰热扰心"。

十八、半夏泻心汤

古代治疗痞病的专方，传统的降逆和胃、止呕除痞方，具有调节胃肠运动、保护胃黏膜、抗溃疡发生、抑制幽门螺杆菌等作用，适用于心下痞、呕吐、下利而烦的疾病。

【原始配方】 半夏半升，黄芩三两，干姜三两，人参三两，甘草（炙）三两，黄连一两，大枣十二枚。上七味，以水一斗，煮取六升，去滓，再煎取三升，温服一升，日三服。(《伤寒论》《金匮要略》)

【方证提要】 上腹部满闷不适，按之无抵抗，恶心，呕吐，腹泻，肠鸣，食欲不振者。

【适用人群】

1. 唇舌红：营养状况较好，唇红，舌红，舌苔多黄腻。大多数为青壮年患者。营养状况较好，焦虑神情，语速快，情绪急躁，眼睑充血，唇厚红或黯红，肿大或起皮。

2. 易腹泻：容易腹泻，或排便次数较多而量少；大便黏臭如泥，或深黄色或黑酱色，挂马桶，冲不尽；肛门口灼热、疼痛、坠胀，或出血等。

3. 苔黄腻：舌苔黏腻，根部厚，或黄或白。

4. 易溃疡：易口腔黏膜溃疡、牙龈出血、口干苦黏，有口气。

5. 青年人多见：生活没有规律（酗酒、抽烟、熬夜）的青年人多见。焦虑失眠者居多。

【适用病证】以下病证符合上述人群特征者可以考虑使用本方：

1. 以上腹部满闷不适、恶心为表现的疾病，如胃炎、胃十二指肠溃疡、胆汁反流性胃炎、功能性胃病、慢性胆囊炎等。

2. 以腹泻为表现的疾病，如慢性肠炎、消化不良、肠易激综合征、醉酒呕吐或腹泻。

【使用注意】

1. 方中黄连用量不宜过大，过大会抑制食欲。

2. 方中甘草多用可能导致反酸、腹胀及浮肿等副作用。

3. 贫血、极度消瘦、营养不良者的胃病慎用本方。胃痛持续，本方效果不明显者，需要明确诊断。

【黄煌解说】

1. 半夏泻心汤适用于一种伴有消化道炎症、黏膜糜烂、功能紊乱以及焦虑失眠的热性体质。中医常用"中虚热痞，寒热互结，通降失常"来解释。

2. 半夏泻心汤是慢性消化道炎症的常用方。慢性胃炎、消化性溃疡等常用，适用者大多有上腹部不适、恶心呕吐为主诉。本方有抗幽门螺杆菌感染、参与免疫调节、促使溃疡愈合、保护胃黏膜屏障、促胃排空、抑制反流、止血等功效。上腹部怕冷，遇冷胀痛或腹泻加重，用温药无效者，胃病日久，肤色黄黯，补药无效者，只要是上腹部不适者，均可以用。原方即有效果，原方汤液也不太苦。面色黄、舌质黯淡，加肉桂5g；舌苔黄厚，腹痛，或出血，加制大黄5g。

3. 焦虑症也有应用的机会。适用者多见睡眠易醒、多梦，白天头昏、疲乏等，并伴有消化道症状者。凡是有焦虑失眠以及消化道症状的其他疾病，如皮肤病、肛肠病、精神病、妇科病等，均可使用本方。

4. 本方用于胃肠道疾病，虽舌红不忌姜、参，虽舌淡不避芩、连，只是对干姜、人参、黄连、黄芩的量可以调整。舌红苔黄，黄连多；舌淡苔白，干姜多；唇红咽红，黄芩多；食欲不振，人参多。

5. 本方证与半夏厚朴汤证需鉴别。两方均可用于胃病，鉴别点：①主治部位上下不同，一是咽中，一是心下；②疾病谱不同，一是中虚热痞，一是痰气交阻。

本方与大柴胡汤两方均可用于胃病反流呕吐，鉴别点有二：一为体型壮实与否之别；二为按压满痛与柔软之别。

【附】甘草泻心汤（《伤寒论》）：为半夏泻心汤方甘草加量

而成，通常甘草 10～20g。适用于以消化道、生殖道、眼睛等黏膜充血、糜烂、溃疡为特征的病证。现代临床多用于治疗白塞病、复发性口腔溃疡、口腔扁平苔藓、溃疡性结肠炎、克罗恩病、宫颈糜烂、手足口病等。

十九、五苓散

古代水逆病的专方，经典的通阳利水剂，有保肝、降脂、利尿等作用，适用于以口渴、吐水、腹泻、汗出而小便不利为特征的疾病。

【**原始配方**】猪苓十八铢，泽泻一两六铢，白术十八铢，茯苓十八铢，桂枝半两。上五味，捣为散，以白饮和服方寸匕，日三服。多饮暖水，汗出愈。（《伤寒论》《金匮要略》）

【**方证提要**】口渴而小便不利，或水入则吐，或汗出，或呕吐，或口燥烦，或悸动，或癫眩，或下利者。

【**适用人群**】

1.口渴胖舌：口渴，渴感明显，茶杯不离身，常喝水润口；舌胖大质嫩边齿痕，苔白厚腻或水滑苔。

2.吐水腹泻：上腹部不适，容易吐水；胃内振水音，或明显肠鸣音；腹泻或大便不成形，饮冷或进食瓜果易腹泻。

3.头晕眼花：头晕头痛，走路不稳；畏光、眼花缭乱，或复视；心悸脐跳。

4.尿少：小便量少色黄不畅，或量多次频。容易出现腹水、胸水。

5.肤黄多水：皮肤黄，缺乏光泽；易浮肿，多汗，皮损易渗出，多水疱。

【适用病证】以下病证符合上述人群特征者可以考虑使用本方：

1. 以水样便腹泻为表现的疾病，如夏秋季的胃肠型感冒、急性肠炎、流行性腹泻、消化不良、化疗后腹泻、脂肪肝腹泻、抗生素腹泻、酒后腹泻、婴幼儿腹泻等。

2. 以吐水为表现的疾病，如急性胃炎、妊娠呕吐、醉酒呕吐、幽门狭窄、新生儿呕吐、溺水后呕吐等。

3. 以浮肿为表现的疾病，如单纯性肥胖、脂肪肝、慢性肝炎、肝硬化、肿瘤化疗后肝损害、经期浮肿、经前期紧张症、肾性高血压、痛风、高血尿酸等。

4. 以体腔积液为表现的疾病，如腹水、心包积液、脑积水、胸腔积液、胃潴留、睾丸鞘膜积液（水疝）、肾积水、羊水过多等。

5. 以尿频为表现的疾病，如尿崩症、小儿多饮症。

6. 以头痛头晕为表现的疾病，如顽固性头痛、颅内压增高性头痛、梅尼埃综合征、眩晕症、晕车晕船、妊娠高血压综合征、垂体瘤、肾上腺肿瘤、醛固酮增多症等。

7. 以畏光眼花、头痛为表现的疾病，如青光眼、中心性浆液性视网膜炎、视神经乳头水肿、假性近视、夜盲症、急性泪囊炎。

8. 以多汗、渗出为表现的疾病，如扁平疣、黄色瘤、脂溢性皮炎脱发、多形性红斑、水痘、带状疱疹、顽固性湿疹、手足的水疱性湿疹等。

【加减变化】

1. 低热、淋巴结肿大、胸闷恶心、食欲不振者，合小柴胡汤。

2. 腹胀、嗳气、咽喉异物感、舌苔厚腻，合半夏厚朴汤。

3. 暑天多汗、头痛烦渴、小便涩者，加滑石 15g，寒水石 15g，石膏 20g，甘草 5g，名桂苓甘露饮。

4. 腰腿疼痛、血压高者，加怀牛膝 30g。

5. 黄疸或胆红素偏高、出黄汗者，加茵陈 30g。

6. 眼病、小便不利，加车前子 15g。

【使用注意】

1. 本方虽有纠正脱水的作用，但对于重度脱水及伴有严重电解质紊乱者，不能单纯依靠本方，须结合补液等其他纠正电解质紊乱的措施。

2. 少数患者服用本方后会出现腹泻或便秘，可减量或停服。

【黄煌解说】

1. 五苓散适用于一种脂肪、血糖、尿酸等物质代谢不全造成的高渗性水液潴留状态。该状态的形成，多与过用抗生素、激素、保健品、化疗药以及饮食太肥美、长期大量饮酒、滥用味精等食品添加剂有关；也与免疫功能紊乱、病毒感染等有关。古代中医用"蓄水"来解释，也有称之为"水毒"的。代谢障碍类疾病、病毒性疾病、自身免疫性疾病、局部水肿性疾病多见本证。应用本方的条件是：患者的消化吸收道功能低下，或胃肠内停水，或呕吐或腹泻。五苓散是体腔积液的清除剂，小便通畅是起效标志。

2. 五苓散多用于以腹泻为主的疾病，如胃肠型感冒、急慢性胃炎、急性肠炎、流行性腹泻、消化不良、脂肪肝、婴幼儿腹泻、夏季吃西瓜腹泻等。可单独使用本方，也可根据病情配合半夏厚朴汤、平胃散、六一散、藿香正气散等。胃肠型感冒，配半夏厚朴汤、藿香正气散最好，对于那些使用抗生素无效的夏秋季腹泻，最有效果。从报道来看，五苓散原方对婴幼儿腹泻效果肯定。本方能纠正体内水分的异常分布和排泄，可使许多顽固的泄泻迅速得到改善，尤其是伴有脱水者。我用于脂肪肝患者的腹泻，也有效果。

3. 五苓散用于各种呕吐，如酒后呕吐、急性胃肠炎呕吐、妊娠呕吐、新生儿呕吐、溺水后呕吐等。其呕吐多见水入即吐，特别是大量饮酒以后出现饮水则恶心呕吐、腹泻、口渴、少尿、面部潮红浮肿、头昏胸闷等，用五苓散有效。所以本方能解酒。

4. 五苓散治渴，可用于干燥综合征患者，口眼干涩同时伴有浮肿、大便不成形、舌胖有齿痕、口干腻等，合用小柴胡汤，有缓解口干、消除疲劳感、止泻等功效。

5. 剧烈头痛，常规方法无效，可以试用五苓散。日本一项临床研究表明，五苓散合吴茱萸汤治疗月经期间的偏头痛，对70%的患者有效，有效者大多有以下临床表现：下雨前一天头痛加重、头重、眩晕、浮肿、小便不利等；而无效者通常没有以上表现。（《日东医志》2017年，第1期，34～39页）此外，脑瘤头痛、垂体瘤头痛、偏头痛、高血压头痛等，如为五苓散适用人群者，均可用本方。方中泽泻、白术可以大量使用。

6. 眼病，如葡萄膜炎、玻璃体混浊、青光眼、中心性浆液性视网膜炎、视神经乳头水肿、夜盲症、急性泪囊炎等，患者见畏光、视力模糊（眩）、头晕、步履不稳、头痛、头晕、浮肿、口渴者，可用本方。

7. 体腔内积液，如肝硬化腹水、心包积液、脑积水、关节腔积液、胸腔积液、胃潴留、盆腔积液、肾积水、鞘膜积液、羊水过多等。我对慢性肝炎肝硬化见浮肿、腹泻者，常用本方加芍药、牛膝等治疗。

8. 肝病多见五苓散方证。慢性肝炎肝硬化、脂肪肝、药物性肝损等见腹泻、口渴、多汗、面黄舌淡者，可用本方。浮肿、血清白蛋白低下者，重用白术；轻度黄疸，加茵陈蒿；轻度贫血，合当归芍药散；腹水，合真武汤、怀牛膝等。

9. 代谢障碍类疾病，如糖尿病、高脂血症、脂肪肝、痛风等。糖尿病病人伴有的口渴、黏腻感，以及呕吐清水和间歇性腹泻也不少，大约在20%以上，与五苓散证的口渴、吐水、水泻相重合。五苓散证的"小便不利"，与糖尿病的多尿相一致。如口黏腻，舌苔厚者，五苓散中用苍术为好。高脂血症患者多有肥胖、多汗、口渴、腹泻腹胀等，其人舌体胖大有齿痕，经常脂肪泻者，适用五苓散，方中泽泻当重用；加茵陈蒿，可以减肥。痛风者大多饮食肥美，其人多怕热多汗，腹泻，口渴，可以常服五苓散。足肿痛，加怀牛膝；关节红肿，加黄柏；疼痛剧烈，不可触碰，加附子；汗多、浮肿，加麻黄、石膏、甘草（越婢汤）。

10. 皮肤渗出明显或有水疱者可用五苓散。日本医家多用五苓散治疗扁平疣、黄色瘤、脂溢性皮炎脱发、多形性红斑、水痘、带状疱疹、顽固性湿疹、手足的水疱性湿疹等皮肤病。

11. 服用本方后"多饮暖水，汗出愈"，为张仲景经验。若药后饮冷可能导致药物失效或加重腹泻。应嘱咐患者平时忌食冰冷食物，并调整饮食结构，戒酒肉厚味。

二十、猪苓汤

古代的治淋专方，具有清热利尿止血的功效，可通治泌尿道感染，适用于以尿频、尿急、尿痛、排尿窘迫、尿失禁等一系列尿路刺激症状为特征的疾病。

【原始配方】猪苓、茯苓、泽泻、阿胶、滑石各一两。上五味，以水四升，先煮四味，取二升，去滓，内阿胶烊消。温服七合，日三服。（《伤寒论》《金匮要略》）

【方证提要】小便不利，尿色黄赤、淋漓涩痛者，或发热、渴欲饮水，或心烦不得眠。

【适用病证】以下病证符合上述人群特征者可以考虑使用本方：

1. 以尿频、尿急、尿痛为表现的疾病，如膀胱炎、尿道炎、急慢性肾盂肾炎、肾积水、肾结石、膀胱结石、乳糜尿、前列腺炎、放射性膀胱炎等。

2. 以腹泻为表现的疾病，如急性肠炎、直肠溃疡、溃疡性结肠炎。

3. 以出血为表现的疾病，如子宫出血、肠出血、尿血、血小板减少性紫癜、再生障碍性贫血等。

4. 焦虑症、抑郁症、更年期综合征等见尿频、尿急、尿痛者。

【加减变化】

1. 尿路感染伴发热，合小柴胡汤。

2. 尿路结石、腹痛、腰痛，合四逆散。

3. 小便赤、脚癣、湿疹、女性盆腔炎、阴道炎，加连翘30g，栀子15g，黄柏10g。

【使用注意】 腹胀、食欲不振者慎用。

【黄煌解说】

1. 猪苓汤的应用范围比较明确，大多用于尿路感染，如膀胱炎、尿道炎、急慢性肾盂肾炎等，或急慢性肾小球肾炎、紫癜性肾炎、肾积水、肾结石、膀胱结石、前列腺肥大、多囊肾等伴有感染等。"治淋病点滴不通，阴头肿痛，少腹膨胀作痛者。"（《类聚方广义》）尿路感染、小便痛涩、心烦失眠者，加连翘、栀子；黄带、脚癣者，加黄柏、栀子、甘草；排尿不畅、腹痛者，合四逆散。

2. 猪苓汤也能用于腹泻，张仲景用于下利，"少阴病，下利六七日"（319）现在可用于放射性肠炎、慢性溃疡性结肠炎、痢疾等见腹泻而出血者。舌红、脉数，烦躁者，合黄连阿胶汤、白头翁汤、黄芩汤；大便不通，加大黄；白细胞、血小板、血红蛋白低，加墨旱莲、女贞子。

3. 焦虑症、抑郁症、更年期综合征等见尿频、尿急、尿痛者，本方可与四逆散、栀子厚朴汤等合用。

4.猪苓汤与五苓散均有茯苓、猪苓、泽泻，都可以用于小便不利。鉴别点：①主治病谱不同：五苓散主治水逆证、水泻症，猪苓汤主治淋症以及尿血便血；②寒热性质不同：五苓散证属寒湿，猪苓汤证属湿热；五苓散通阳，猪苓汤清热。

二十一、黄连阿胶汤

古代的除烦止血方，传统的滋阴清热泻火方，具有抗焦虑、抗菌、止血、安胎等作用，适用于以心烦不得眠、心下痞、腹痛、舌红、便血、崩漏为特征的疾病。

【原始配方】黄连四两，黄芩二两，芍药二两，鸡子黄二枚，阿胶三两。上五味，以水六升，先煮三物，取二升，去滓，内胶烊尽，小冷，内鸡子黄，搅令相得，温服七合，日三服。(《伤寒论》)

【方证提要】心中烦，不得卧，或便血，或久痢脓血，或崩漏，或腹痛，或腹痛如绞，唇红舌绛者。

【适用人群】

1. 唇红：患者形体中等，皮肤白或面色潮红，昔润今糙，唇红、舌红、目红，肌肉较坚紧。

2. 烦躁：失眠多梦，身热，心悸或心动过速，脉数，心下痞。

3. 出血：易皮下紫癜，易鼻衄，易腹痛便血；女性多月经提前，经间期出血，血色多鲜红而质地黏稠，或有血块。

4. 舌红绛：舌质多深红如火呈草莓样，或伴有舌体的糜烂、破溃、裂纹，舌面干而少津，或呈镜面舌或花剥苔，舌体硬。

【适用病证】 以下病证符合上述人群特征者可以考虑使用本方：

1. 以烦躁失眠为表现的疾病，如热性病后期出现的烦躁失眠、焦虑症、抑郁症、心律不齐等。

2. 以出血为表现的疾病，如先兆流产、月经过多、功能性子宫出血、痢疾、肠伤寒、溃疡性结肠炎、血小板减少性紫癜等。

3. 以皮损发红干燥为特征的皮肤病，如湿疹、红斑、皲裂等。

4. 以烦躁、口干为表现的疾病，如糖尿病、口腔溃疡等。

【加减变化】

1. 出血，加生地 30g。

2. 小腹痛，加牡丹皮 15g。

【使用注意】 本方黄连的用量较大，煎煮后的药液也相当苦，不宜长期服用，症状缓解后即应减量。食欲不振者慎用。

【黄煌解说】

1. 黄连阿胶汤的主治疾病较多，其特征是心烦失眠、黏膜充血干燥或出血，可称之"HLEJT 综合征"。中医的解释是阴虚火旺，即体内的阴津不足，导致阳气相对旺盛的一种病理状态，现代医学的自主神经功能紊乱、交感神经兴奋性增高、体内的新陈代谢过快等与此相似。黄连阿胶汤方证可以理解为大脑皮层兴奋—新陈代谢紊乱—免疫及内分泌失调—黏膜充血的一种病理状态，临床多见于慢性感染性疾患、慢性消耗性疾患及神经衰弱、内分泌紊乱等疾患。

2. 黄连阿胶汤有除烦助眠功效，适用于重度失眠。患者常常整夜无眠，入夜烦躁，白昼稍安，舌红脉细数。多见于热病后期或消耗性疾病过程中。

3. 黄连阿胶汤有止血安胎功效，可用于先兆流产，见少量的阴道流血、阵发性下腹痛或腰痛，其人皮肤细腻白净，嘴唇鲜红、失眠身热、心率快者适用。黄连用量不必大，3g即可。中病即止，不必长期服用。

4. 多囊卵巢与卵巢早衰都有应用本方的机会。多囊卵巢患者多见体型正常或偏瘦，月经淋漓不尽或经间期出血，口腔溃疡、失眠，血糖异常或有糖尿病家族史。可与葛根芩连汤、三黄泻心汤、桂枝茯苓丸等合用。卵巢早衰患者其人年轻而闭经，肤白干燥消瘦，唇红舌红，口腔溃疡，烘热盗汗，失眠脱发。除黄连阿胶汤原方外，我多加生地20～30g，甘草5～10g。

5. 黄连阿胶汤多用于便血类疾病，如痔疮出血、放射性肠炎出血、克罗恩病，以及细菌性痢疾、肠伤寒等导致的肠道出血。便血多可以导致贫血，但脉滑、心烦、口腔溃疡者仍可用本方。

6. 黄连阿胶汤可用于以皮损发红干燥为特征的皮肤病，如湿疹、红斑、皲裂等。适用者大多病情顽固难愈，常规疗法无效；皮肤干燥发红，瘙痒严重；睡眠障碍或容易疲劳。女性为多。

7. 黄连阿胶汤的应用，远远超过原文规定的伤寒病见"心中烦，不得卧"的少阴热化证，而广泛用于临床各科病证，特别是妇科、精神科、血液科、皮肤科应用机会特别多，其关键是抓住黄连阿胶汤证，特别是"黄连阿胶汤人"这一体质。这是一种以心烦失眠、黏膜皮肤充血干燥、脉数为表现特征的阴虚内热性体质，多见于瘦弱的中青年女性。可以用下面四个字来描述该适用人群的特征："红"——唇红、舌红或溃疡、皮肤红、易出血、血色鲜红或深红；"干"——皮肤干、毛发干、阴道干涩、月经量少；"烦"——心烦、失眠、焦虑、抑郁、头昏、燥热感；"数"——心跳快、脉数。犹如一朵干红的玫瑰。

8. 根据后世应用经验，"黄连阿胶汤人"的舌象是特异性方证。其舌红少苔，或舌质鲜红呈草莓样，或伴有舌体的糜烂、破溃、裂纹，或舌面干而少津，或呈镜面舌或花剥苔。如清代名医叶天士用黄连阿胶汤医案中有"舌绛色""舌绛赤糜干燥""舌络被熏，则绛赤如火""舌缩""舌黑芒刺，舌心干板"（《临证指南医案》）；清代曹仁伯曾以本方去黄芩加大生地治疗阴虚苔剥（《增评柳选四家医案·曹仁伯医案》）；刘渡舟先生医案中多次提及"舌红如草莓"（《伤寒挈要》《伤寒论通俗讲话》）。我们在临床观察，发现黄连阿胶汤体质的唇色更直观，其人口唇色深红或黯红，如涂口红，干燥脱皮疼痛裂口。

9. 容易出血也是"黄连阿胶汤人"的特征。黄芩和阿胶同用多治疗血证，黄土汤可证；黄连、阿胶用于治疗赤白痢，则《千金》《外台》中屡见，如驻车丸即是。本方能止血，从后世医家的经验也可得到证实，如《张氏医通》载治"便红"；《类聚方广义》载"治诸失血"。不仅仅是便血，身体下部的出血，尤其是子宫出血也多见。

10. 妇科肿瘤慎用本方，阿胶不适宜子宫肌瘤导致的月经过多。子宫肌瘤、子宫腺肌症、卵巢囊肿、卵巢癌、乳腺癌等患者慎用。子宫肌瘤导致的月经过多，不适宜本方，可以去阿胶，或改用黄连解毒汤或泻心汤。

11. 本方不宜长期服用，症状缓解后，即应减量，乃至停服。

二十二、黄连解毒汤

古代热病的常用方，传统的清热泻火方，具有抑菌、抗内毒素、抗炎、解热、降糖、降脂、降压、改善胰岛素抵抗、抑制胃酸分泌、催眠、改善脑缺血等作用，适用于以神昏错语、烦躁失眠、心悸、舌红口燥、脉滑数等为特征的疾病。

【原始配方】黄连三两，黄芩、黄柏各二两，栀子十四枚，擘。上四味，切，以水六升，煮取二升，分二服。(《外台秘要》)

【方证提要】身大热，胸闷，烦躁，不得眠，神昏谵语，口干舌燥者。

【适用人群】

1. 面红油亮：体格较强健，面色潮红或红黑，有油光，目睛充血或多眵，口唇黯红或紫红。

2. 舌红脉数：舌质红或黯红，质坚敛苍老，舌体转动不灵活或僵硬，表现为口齿不清或失语等；其舌苔多见黄或黄腻。脉象多滑利或数疾。

3. 烦躁：易烦躁、焦虑或抑郁，好动，易失眠多梦，易头昏头痛，记忆力减退、注意力不集中等。

4. 多炎症：平时喜凉恶热，喜凉饮，皮肤常有疮疖，或易于腹泻，口干口苦，常有口舌溃疡，咽痛，小便黄短，多有足癣，女性多有黄带。

【适用病证】以下病证符合上述人群特征者可以考虑使用本方：

1. 急性传染病及急性感染性疾病过程中的中毒性脑病。

2. 以烦躁、头痛、失眠为表现的疾病，如原发性高血压、脑溢血、脑血管性痴呆、蛛网膜下腔出血、高纤维蛋白原血症、高黏血症、精神分裂症、焦虑症。

3. 感染性疾病，如急性肝炎、急性胃肠炎症、细菌性痢疾等。

4. 化脓性皮肤病，如毛囊炎、湿疹、皮炎、脓疱疮、各种真菌感染、性病、疖、丹毒、痤疮、化脓性关节炎、掌足脓疱病等。

5. 自身免疫性疾病，如类风湿关节炎、血小板减少性紫癜。

6. 口腔黏膜病，如牙周炎、扁平苔藓、白塞病等。

7. 以出血为表现的疾病，如血友病、血小板减少等。

8. 妇科炎性疾病，如盆腔炎、痛经、月经过多。

【加减变化】

1. 出血、便秘者，加大黄 10g。

2. 腹胀、呕吐、反流、心下按之满痛者，合大柴胡汤。

3. 皮肤发红发干、脱皮屑者，合四物汤。

【使用注意】平素精神萎靡、喜热畏冷者，贫血者，食欲不振者，肝肾功能不全者，宜慎用。

【黄煌解说】

1. 黄连解毒汤是古代热病的常用方，传统的清热泻火方，其方证以烦躁、出血、感染、分泌物黏臭、脉数为特征，可称之为"黄连解毒汤综合征"。中医的解释是热毒充斥全身，可以理解为全身炎症反应—凝血机制障碍—中枢神经系统器质性病变的一种病理状态，可称之为"HLJDT综合征"。

2. 本方是脑血管疾病的常用方，适用于面红油亮、出黏臭汗、体格强健的高血压、脑梗死、脑溢血、老年性痴呆等患者。其人舌苔多黄腻，脉率有力。药理实验表明黄连解毒汤有降低血压、止血、增加脑血流量、改善脂质代谢、抑制血小板凝集、抗动脉硬化等作用。考虑到长期服用并方便携带，建议用丸剂。

3. 本方常用于口腔黏膜糜烂，如复发性口腔溃疡、白塞病、良性口腔类天疱疮、扁平苔藓等，见局部黏膜充血糜烂疼痛，牙龈出血，口干口苦口臭，便秘，肛门灼热疼痛等。我的经验方大黄甘草解毒汤即在黄连解毒汤的基础上加大黄、甘草而成，此方甘草必须重用，通常20g，取其黏膜修复、保肝、调味等功效。

4. 黄连解毒汤可以治疗出血性疾病，如血小板减少性紫癜、血友病，适用于血色深红成块、身热烦躁、失眠、脉滑数者。通常与泻心汤、犀角地黄汤等合用，或加大黄、生地。对子宫肌瘤、子宫腺肌病等导致的月经过多，其色深红，血质黏稠有血块者，本方也有减少出血量的效果。

5. 本方可用于热性痛经，多见于子宫内膜炎、子宫内膜异位症、子宫腺肌病、盆腔炎性疾病引起的痛经，其人多唇红，脉滑数，腰腹痛剧，月经黯红黏稠血块，带下多或黄。

6. 黄连解毒汤加四物汤名温清饮，载于明代《万病回春》："治妇人经水不住，或如豆汁，五色相杂，面色萎黄，脐腹刺痛，寒热往来，崩漏不止。"其出血量多以及病程比较长；血色鲜红或黯红色，或灰绿色；下腹部不适，怕冷烦热；贫血倾向。多用于慢性子宫内膜炎、盆腔炎等，也能用于局部皮损干燥发红的皮肤病。

二十三、泻心汤

经典的止血方，传统的清热泻火方，具有止血、降压、降脂、通便、保护胃黏膜、抗菌、抗炎、抗内毒素等作用，适用于以出血、心烦悸、心下痞为特征的疾病。

【原始配方】 大黄二两，黄连一两，黄芩一两。以水三升，煮取一升，顿服。现代改用水煎煮，日分三次服。(《金匮要略》)

【方证提要】 吐血、衄血，烦躁不安，心动过速、心悸亢进，心下痞者。

【适用人群】

1. 面红油亮：体型壮实，面色潮红而有油光。

2. 腹部充实：腹部充实有力，或上腹部不适，大便干结或便秘。

3. 上火：头痛头昏，易鼻衄、齿衄、吐血、皮下出血等；易头面部感染等。

4. 舌红：舌质黯红坚老，舌苔厚或黄。

5. "三高"：血压、血脂、血液黏稠度高。

【适用病证】 以下病证符合上述人群特征者可以考虑使用本方：

1.各种出血，如咯血、吐血、鼻衄、齿衄、颅内出血、眼底出血、子宫出血、痔疮出血、肠出血、血尿、皮下出血等。

2.传染性、发热性疾病见烦躁、出血、便秘者。

3.头面部的炎症，如疖肿、眼眶蜂窝织炎、毛囊炎、痤疮、结膜炎、霰粒肿、上呼吸道感染、扁桃腺脓肿、牙周炎、牙周脓肿、扁平苔藓、复发性口腔溃疡等。

4.以头痛、烦躁为表现的疾病，如高血压、高脂血症、动脉硬化、脑卒中、脑梗死、精神分裂症、失眠等。

【加减变化】

1.伴有胰胆疾病，上腹部不适、胀痛者，合大柴胡汤。

2.烦躁、神昏、舌红苔黄腻，合黄连解毒汤，再加连翘。

3.心下痞、呕吐、肠鸣，合半夏泻心汤。

4.高血压、颈项强痛，合葛根芩连汤。

【使用注意】

1.体质虚弱、精神萎靡、消瘦、贫血、脉弱者慎用。

2.妊娠慎用，哺乳期妇女使用此方时须停止哺乳。

3.本方的不良反应有恶心、腹痛、腹泻、便秘、食欲不振、结膜充血、头晕等。

【黄煌解说】

1.泻心汤是经典的止血方，各种出血，如咯血、吐血、鼻衄、齿衄、颅内出血、眼底出血、子宫出血、痔疮出血、肠出血、血尿、皮下出血等均可用。身体上部的出血，可以加栀子、连翘等；身体下部的出血，如便血、子宫出血等，可加生地、炮姜、阿胶等。

2. 泻心汤也是古代治痞方。上腹部的不适感，如饱胀感、烧灼感、隐痛、食欲不振等可以用本方。可用于胃炎、胃溃疡、胃食管反流、反流性食道炎、结肠炎、结肠癌等。如其人多体格壮实，肤色黝黑或黄黯，食欲旺盛但易腹胀、腹泻，舌胖大者，我多合用四逆汤，名"三黄四逆汤"。

3. 肝病有用泻心汤的机会，如脾亢、脾肿大、肝硬化等见面红油光、口腔溃疡、口干苦、舌红、大便干结或黏臭、出血（鼻衄、齿衄、紫癜、上消化道出血、月经过多等）者，常与黄芩汤、芍药甘草汤、当归芍药散等交替服用。

4. 泻心汤能改善血液高凝状态，防止脑卒中，治疗颅内出血，故可以用于高血压、脑溢血、脑梗死等。可以单独使用，或与大柴胡汤、柴胡加龙骨牡蛎汤、黄连解毒汤、桂枝茯苓丸等合用。我的恩师叶秉仁先生治疗中风昏迷见舌苔黄厚、大便黏臭者，多用三黄泻心汤加减灌服，有利于病人的苏醒，并防止应激性溃疡的发生。

5. 部分情志病可以用泻心汤，如躁狂抑郁性精神病、精神分裂症、神经症等，见易兴奋、烦躁、失眠、便秘、舌红苔黄者。本方有镇静作用，以得畅便为目标。寒热夹杂的神经症，合附子、干姜、甘草。

6. 本方对青年人的痤疮有效，见面部油亮，疮体高突红痛，疮头黄脓，多伴有便秘、口中异味、失眠、情绪不稳定等。如多囊卵巢综合征的痤疮或口腔溃疡、腹泻、月经稀发或闭经者，多加附子、干姜、甘草、葛根、肉桂等。

7. 泻心汤三药剂量可调整。出血，重用黄芩；便秘，重用生大黄；烦躁不眠、口苦口干，重用黄连。

8. 泻心汤用于慢性病的治疗，应注意识别患者的体质。泻心汤治疗的是一种热性体质和实性体质，以出血、烦躁不安、脉滑数、面红油光、脐腹部动悸为特征，多见于有高血压、高血糖、肥胖、焦虑以及血液病患者。平素精神萎靡、喜热畏冷、贫血、虚弱、便溏浮肿、面色黄白、肌肉松柔、舌淡胖、苔白滑润者，是不适宜使用泻心汤的。对于寒热夹杂的体质，或虚寒体质见有出血者，可以合用四逆汤、附子理中汤、温经汤、当归四逆汤等温热药。

9. 黄连上清丸是国内常用中成药，其方源于清末凌奂的《饲鹤亭集方》，后载入《中国药典》。组成：大黄、黄连、黄芩、栀子、连翘、石膏、蔓荆子、防风、荆芥穗、白芷、桔梗、菊花、薄荷、川芎、旋覆花、甘草。可以看作是泻心汤的加味方。多用于头昏脑涨，牙龈肿痛，口舌生疮，咽喉红肿，耳痛耳鸣，暴发火眼，大便干燥，小便黄赤等病证，也可用于高血压、高脂血症、动脉硬化、糖尿病、牙周炎、习惯性便秘、头面部的炎症、上呼吸道感染等。

二十四、大承气汤

古代的急症用方，传统的峻下热结方，具有兴奋肠管、促进肠蠕动、增加肠容积和肠血流量、保护肠黏膜屏障、防治内毒素血症和多器官功能损害发生的作用，常用于发热性疾病或危重外伤后的极期，以脘痞、腹满、舌燥、便秘、神昏为特征。

【原始配方】大黄四两，厚朴半斤，枳实五枚，芒硝三合。上四味，以水一斗，先煮二物，取五升；去滓，内大黄，更煮取二升；去滓，内芒硝，更上微火一二沸，分温再服。得下，余勿服。（《伤寒论》）

【方证提要】腹满痛，不大便，谵语神昏，或烦躁不安，或头剧痛，发热多汗，脉滑数，口干燥者。

【适用人群】

1. 腹满痛：全腹部高度胀满，用手按压有明显的抵抗感及肌卫现象。

2. 不大便：大便秘结、数日不解者，放屁极为臭秽；或泻下物臭秽稀水或黏液便。

3. 昏睡：昏睡或昏迷，说胡话，或烦躁不安，其病势多危重。

4."大黄舌"：舌红起芒刺或裂纹，舌苔黄厚而干燥，或腻浊，或者焦黑如锅巴状者。

5.脉滑实：脉象沉实有力，或滑数，或脉数而软。

【适用病证】以下病证符合上述人群特征者可以考虑使用本方：

1.以腹部高度胀满疼痛、大便不通为表现的疾病，如粘连型肠梗阻、蛔虫性肠梗阻、粪石性肠梗阻、动力型肠梗阻、多系统器官功能衰竭、严重创伤呼吸窘迫综合征。

2.以烦躁、大便不通为表现的疾病，如肝昏迷、躁狂抑郁性精神病、精神分裂症、柯兴氏综合征、肥胖症、牙痛、头痛等。

【加减变化】

1.单纯性肠梗阻属于阳明腑实而气胀较明显者，加炒莱菔子 30g、桃仁 15g、赤芍 15g。

2.大承气汤去芒硝，厚朴、枳实减量，为小承气汤，泻下作用也减弱，多用于治疗"痞、满、燥、实"的轻症。

【使用注意】

1.大承气汤服用注意点：①只能服用头煎。如再次煎煮，汤液会变得苦涩，不利排便。②必须空腹服用。服后 1 小时内不宜进食，否则，影响泻下效果。③中病即止，不可久服。

2.大承气汤煎法要点：先煮枳、朴，后下大黄，芒硝溶服。因硝、黄煎煮过久，会减缓泻下作用。

3. 舌苔薄白，提示肠道内无积滞，大黄要慎用。

4. 大承气汤虽属攻下剂，但不拘泥于大便干结，有的患者可以泻下稀水甚至黏液，但并不影响用本方。关键是腹痛拒按，或腹中有燥屎。

【黄煌解说】

1. 大承气汤的功效主要有三：①通大便：大便秘结，常常有数日不解者，或五六日，或六七日，放屁极为臭秽；或有腹泻，泻下物为稀水或黏液便，臭秽异常（热结旁流）。②除腹满：全腹部胀满疼痛，尤其以脐部为中心的硬满充实隆起；用手按压有明显的抵抗感及肌卫现象；或腹部按压有块状物。③除谵语：患者多有精神症状，或昏睡或昏迷，或烦躁不安，或头剧痛。

2. 大承气汤证是一种以全腹部高度胀满为临床特征的疾病状态。大多出现在急腹症、发热性感染性疾病的极期、精神神经系统疾病等过程中。在这里，我们可以称之为"DCQT 综合征"。

3. 急性肠梗阻是大承气汤最常用的疾病。本病的痛、胀、呕、闭四大特点与大承气汤证颇为相似。天津市中西医结合急腹症研究所等单位在中国工程院院士吴咸中教授的主持下，历经 40 多年的时间，率先将大承气汤及其加减方（大承气汤加桃仁、赤芍、莱菔子）用于急腹症的治疗，从 1985 年到 2000 年间共治疗急性肠梗阻 1484 例，非手术治疗成功率达 80.8%，病死率2.7%，处于国内领先水平，国外尚无类似治疗方法（《中国医药报》2004-03-02，A7版）。一般认为，大承气汤对粘连性肠梗阻、蛔虫性肠梗阻、粪石性肠梗阻、动力性肠梗阻及腹腔结核性肠梗阻的疗效为佳。

4. 老年人肠动力不足导致的轻度肠梗阻，或粪石性肠梗阻居多。江苏省名中医夏武英先生，擅长用大承气汤加味治疗老年人的便秘、腹痛、食欲不振等。凡胸闷心悸、血压高、头昏头痛，只要舌苔厚，大便秘结，有饮食不节或情绪刺激诱因，夏老即用大承气汤加莱菔子、山楂、神曲、谷麦芽等消导化积药，往往一泻而愈。

5. 急性胰腺炎也常用本方。大黄对包括胰酶在内的消化酶活性有抑制作用，其强烈的泻下作用有利于已激活的胰酶排出，而且肠内宿便的清除也能减轻胰腺的负担。临床表明，腹痛随着大便的通畅而减轻，这就是中医常说的"不通则痛，通则不痛"。

6. 大承气汤可用于精神病，如躁狂抑郁性精神病、精神分裂症、老年性痴呆等，适用于亢奋失眠、大便秘结、舌苔厚腻者。服本方以后，大多腹泻，然后症状缓解。

7. 使用大承气汤需要察舌。《伤寒论》提及本方治疗"口干燥"（321），描述比较简略，后世对大承气汤舌证的补充更为细致，表现为：①舌苔焦黄：舌苔黄厚而干燥，或腻浊，或者焦黑如锅巴状；②舌红芒刺：舌面可见充血的舌乳头，舌体中间可以见裂纹。这种舌苔也提示一种里实热的状态，也是一种用药的时机。

8. 大承气汤的泻下作用比较猛烈，使用本方应注意辨证，有是证用是药，不可误用、过用、滥用。尤其是老人、孕妇、小儿及体质虚弱者，更应注意。所以，大黄证与"大黄体质"的鉴别十分重要。只要有"大黄体质"与大黄证存在，大黄方剂的应用是可以放心的，有报道服用大承气汤百剂，不但无副作用，且收到良效。

9. 大承气汤服用注意点：①只能服用头煎。如再次煎煮，汤液会变得苦涩，不利排便。②必须空腹服用。服后 1 小时内不宜进食，否则，影响泻下效果。③中病即止，不可久服。④舌苔薄白，提示肠道内无积滞，大黄要慎用。⑤孕妇忌用或禁用。⑥急重症量大，慢性病量小。大承气汤用于重病急症，量要大，可按原方一两 15g 折算；用于慢性病，则量要相应减少，用量按一两 5g 折算，甚至可以隔日服。一般以大便每天 2 次左右为宜。

二十五、理中汤

古代治疗霍乱、胸痹等病的常用方，有温中驱寒的功效，适用于以吐利、食不化、心下痞硬、口不干渴、喜唾为特征的疾病。

【原始配方】 人参、干姜、甘草（炙）、白术各三两。上四味，捣筛，蜜和为丸，如鸡子黄许大。以沸汤数合，和一丸，研碎，温服之，日三四、夜二服；腹中未热，益至三四丸，然不及汤。汤法：以四物依两数切，用水八升，煮取三升，去滓，温服一升，日三服。服汤后，如食顷，饮热粥一升许，微自温，勿发揭衣被。

【方证提要】 畏寒喜温，精神萎靡，腹胀满，下利，食欲不振而口淡，心下痞硬，或涎唾多而清稀，舌质淡红、苔白或厚或腻者。

【适用人群】

1. 黄瘦：消瘦，面色黄，肤色黯无光泽。

2. 腹中冷：腹部冷痛，得暖则舒，大便清稀不臭，或便秘。

3. 不欲食：食欲不振，口淡、腹胀，大便清稀不臭。

4. 舌胖苔白：舌体胖大，舌苔白或水滑。

【**适用病证**】以下病证符合上述人群特征者可以考虑使用本方：

1. 以腹泻为表现的疾病，如慢性胃炎、消化性溃疡、功能性消化不良、化疗后腹泻、小儿秋季腹泻、抗生素腹泻、肠易激惹综合征、溃疡性结肠炎、慢性痢疾等。

2. 以出血黯淡为特征的出血性疾病，如上消化道出血、过敏性紫癜、血小板减少性紫癜、失血性休克、功能性子宫出血等。

3. 以胸闷气短为特征的疾病，如心绞痛，风湿性心脏病、冠心病、低血压等。

【**加减变化**】

1. 心悸、腹痛者，加桂枝 20g 或肉桂 10g。

2. 口疮、腹泻者，加黄连 5g。

3. 脉微弱、精神萎靡者，加附子 10g。

【**使用注意**】日本汉方家大塚敬节经验，服用本方后三四日，可能出现浮肿，他认为表示药已中病，可继续服用本方，浮肿可自然消失。也可用五苓散。（《现代日本汉方处方手册》）

【**黄煌解说**】

1. 理中汤适用于一种以消化能力下降为表现特征的寒性体质，中医用"脾胃虚寒"来解释。这种状态的形成，多与素体虚弱，复加疲劳、寒冷、饮食生冷，或误用泻药凉药等因素有关。

2. 本方适合于虚寒性胃肠病，其方证以消化道症状为主要表现。本方所主的"腹胀满"，诊腹时按之却不胀而软，患者胀满的痛苦程度与医者腹诊所得不相吻合，且其胀满时轻时重，不因矢气或泻下而减，此是虚寒性胀满的特点之一。其腹痛为绵绵作痛，时作时止，得温食或温物外敷可缓解。理中丸证多有大便溏，但也有便秘者，但多为先干后溏。

3. 虚寒性疾病出现多伴有分泌亢进，临床表现为多涕、多涎、多尿、遗尿、胃酸多、痰多、妇人带下多等分泌物增多而清稀不臭者，运用理中丸（汤）的机会较多。可见于小儿多涎、过敏性鼻炎、口腔炎、前列腺增生症、消化性溃疡、胆汁反流性胃炎、慢性支气管炎、阴道炎、盆腔炎等。急慢性湿疹、皮炎等出现渗出物较多时也有出现本方证的可能。

4. 理中汤的适用人群，有几个特异性表现：一是面色黄，大多消瘦，肤色黯无光泽。二是口味淡，又称"口不知味""口失谷味"。患者多伴有食欲不振、纳谷不香，或呕吐，或腹泻。喜欢食用香咸的食物，如榨菜等。临床每见患者口淡一减，纳谷即增，余症亦随之而减，继而舌苔渐化，病更转轻，若舌质转为红活，则疾病痊愈（褚玄仁）。三是分泌物清稀，唾、涕、尿、痰、胃酸、胆汁、肠液、白带等分泌物清稀量多，特别是口水多，或大便清稀如水，患者没有渴感。四是舌淡苔白。舌淡白，或胖大，舌苔白或水滑或白腻。

5. 本方是儿科常用方，适用于食欲不振、面黄肌瘦，易腹泻、舌淡的儿童。如虚寒腹痛，薛立斋治"一小儿疰夏，食生冷之物，腹中作痛，甚则发搐厥冷。用人参理中丸而愈"(《保婴撮要》)。又如虚寒血痢，其血色凝黑或晦淡，如苋菜汁，其人食欲不振，或多日粒米不进，面色萎黄，再有脾虚腹胀，用之也多有效。还有小儿虚热不退、小儿慢惊风、小儿肺炎肺不张、小儿消化不良、小儿口疮等病如伴消化道症状者，也常有使用本方的机会。

6. 一些出血性疾患也有见理中汤证者，如功能性子宫出血、鼻衄、过敏性紫癜、血小板减少性紫癜、失血性休克、消化道出血等，其出血量均不多，且血色黯淡，这种情况可以用炮姜换干姜。传统经验，治疗出血，干姜须炒黑用之。

7. 理中汤可用于冠心病、心绞痛、心肌梗死等见烦躁不安、出冷汗、血压下降、上腹部不适、呕吐、腹泻者。通常重用干姜，人参用红参。加附子为佳。舌黯紫，加肉桂；胸痛，加枳实。

8. 本方能解冷药伤胃，如服用大黄、石膏、黄连等寒凉药导致的腹中冷、手足厥逆、烦闷不适者。"伤寒腹痛有寒证，因服冷药过多，大便自利，腹中痛，手足冷者，可与理中丸，甚者与附子理中丸、理中汤。未效，用姜附汤多加甘草煎，用诸热药即止。"(《太平惠民和剂局方》)

9. 本方的丸剂一般用于治疗慢性疾病，汤剂一般用于急性病。用大蜜丸剂，宜用沸水冲泡片刻，研碎，服后以腹中觉热为度，可每 2 小时服 1～4 丸，不必拘泥于常规服法。如改汤剂，服后过 15 分钟，喝热稀粥一碗，以利药物吸收，也可和胃养胃，同时要盖衣被，避风寒，如觉全身回暖，也不可减衣揭被。

二十六、小青龙汤

古代治疗水气病咳喘的专方，有散寒化饮的功效，适用于以恶寒、口不渴、痰唾涕等分泌物量多清稀为特征的疾病。

【原始配方】麻黄三两，桂枝三两，细辛三两，干姜三两，甘草三两，芍药三两，五味子半升，半夏半升。上八味，以水一斗，先煮麻黄，减二升，去上沫，纳诸药，煮取三升，去滓，温服一升。服后以口中微干为度。(《伤寒论》《金匮要略》)

【方证提要】咳喘、鼻鸣，痰液、涕多而清稀如水，口不干渴者。

【适用人群】

1. 灰白脸：面色多青灰色，绝少面红光亮者。

2. 水样分泌物：鼻涕、痰液水样，量多，口不干渴，畏寒。

3. 水滑苔：舌苔白、湿润，舌面水滑，口内清涎多。

4. 胸背部冷：怕冷明显，尤其是胸背部，病情遇冷加重。

【适用病证】以下病证符合上述人群特征者可以考虑使用本方：

1. 以痰液清稀为特征的咳喘，如急慢性支气管炎、支气管哮喘、慢性阻塞性肺气肿等。

2.以鼻涕、眼泪清稀量多为表现的疾病，如花粉证、过敏性鼻炎、病毒性结膜炎、泪囊炎。

【加减变化】

1.烦躁、口干，加石膏；

2.体弱、心悸、喘促，去麻黄，加茯苓、山萸肉。

3.支气管哮喘慢性期，见面色黄、肌肉松弛、浮肿者，加玉屏风散。

4.长期服用激素，面色灰黯者，加附子、龙骨、牡蛎、山萸肉、鹿角胶。

【使用注意】

1.心功能不全者去麻黄。羸瘦者，可去麻黄。

2.服用本方后出汗明显、晚上睡眠变浅，可去麻黄，或避免睡前服用。

3.此方不必尽剂，症状减轻后，此方可以停服。改用他方调理。

【黄煌解说】

1.小青龙汤适用人群是一种以咳喘、分泌物清稀为临床特征的寒性状态。这种病态的形成与遗传、受凉、滥用抗生素或寒冷中药有关。中医用"外有寒，内有饮"来解释这种状态。

2.恶寒也是必见的症状，特别是背部怕冷，但发热、无汗却不一定。有发热者，也有不发热者，甚至有低体温者，特别是老年体弱者，体温均较常温为低。无汗常见，在寒冷的冬季，出汗更少。但在"咳逆倚息不得卧"的情况下，有的患者可以见汗出，但不可能大汗淋漓。而且，虽然咳喘不休，但神志尚清，无麻黄附子细辛汤证的精神萎靡等证。

3. 本方的客观指征有二：①鼻涕痰如水。鼻涕、痰液水样或透明如鸡蛋清，或是泡沫样痰，量多。患者往往每天用大量的擦鼻子纸巾。②水滑苔。由于体内寒饮，患者无渴感，不愿多喝水，或喜喝热水。口内清稀的口水多，甚至伸舌时有水滴下，舌面湿润，舌苔多出现水滑苔或白厚苔，甚至灰黑苔。

4. 本方主要用于外感痰喘，适用本方者肺部啰音、哮鸣音持续存在，多种抗生素治疗无效，痰多色白泡沫者，鼻塞喷嚏不断，大多有受凉感冒诱因。多见于慢性支气管炎急性发作、喘息性气管炎、老年肺炎、小儿咳嗽变异性哮喘、慢性阻塞性肺疾病（COPD）等。有些患者有明显的背冷感。如发热烦躁、多汗、脉滑、咽喉红、唇舌红者，加生石膏。如咳喘重症，张口抬肩，端坐呼吸，不能平卧，危困欲绝，大多属于哮喘持续发作状态，或心源性哮喘并发心力衰竭和急性肺水肿。哮喘持续，大汗淋漓，加山萸肉、五味子；消瘦面白、心悸喘促者，可去麻黄；脉微弱，加附子；咳喘日久，痰多者，合苏子降气汤、半夏厚朴汤、桂枝茯苓丸等。

5. 过敏性鼻炎，适用本方者以大量清涕为特征。合用麻黄附子细辛汤、玉屏风散、小柴胡汤。

6. 本方虽然为辛温大剂，但只要辨证正确，一般无明显副作用。若方证不符，施于舌红苔干燥者，或有出血倾向者，或咽干口燥者，或干咳无痰者，或身热多汗者，则极易引起头痛、动悸、大汗、失眠、出血等副作用，应加以注意。另外，本方服用后可能出现痰涕口水等分泌物变少，咳喘减轻，口干渴，是正常反应，不可饮用冷水或食用生冷水果。

二十七、真武汤

古代水气病的用方，经典的温阳利水方，具有强心、兴奋下丘脑－垂体－肾上腺轴、改善肾功能等作用，适用于以精神萎靡、畏寒肢冷、脉沉细无力、浮肿或震颤为特征的疾病。

【**原始配方**】茯苓三两，芍药三两，生姜三两，白术二两，附子一枚（炮，去皮，破八片）。上五味，以水八升，煮取三升，去滓。温服七合，日三服。（《伤寒论》）

【**方证提要**】心下悸，头眩，身瞤动，振振欲擗地者；腹痛，小便不利，四肢沉重疼痛，自下利者。

【**适用人群**】

1. 面黄白浮肿貌：面色黄或黄黑，或苍白浮红，无光泽；表情淡漠，疲倦貌。面部颈部肌肉下垂浮肿。全身皮肤干燥粗糙，毛发脱落，手脚掌呈萎黄色。

2. 脉沉舌胖：脉沉细，心动过缓，舌胖大苔滑。

3. 极度疲劳感：极度疲劳感，四肢沉重疼痛，体重增加。畏寒，嗜睡，记忆力减退，反应迟钝。男性性欲减退，女性月经不调。

4. 眩悸震颤泻肿积液：临床表现不一，或肢体震颤，步态不稳，甚至扶墙持桌，无法站立；或心悸、多汗；或腹痛遇冷加重；或大便不成形或腹泻；或小便少或浮肿，或有胸水、腹水等。

5. 大病多见：大多患有脑心肾疾病、消化系统及内分泌系统疾病，重要脏器功能常有损害。

【适用病证】 以下病证符合上述人群特征者可以考虑使用本方：

1. 以虚脱为表现的疾病，如休克、心衰、低血压、发汗过多等。

2. 以眩晕、震颤为表现的疾病，如高血压、脑动脉硬化、共济失调等。

3. 以浮肿、体腔积液为表现的疾病，如慢性肾病、肝硬化腹水、充血性心力衰竭等。

4. 以功能低下为特征的疾病，如甲状腺功能低下、更年期腹泻、更年期疲劳、更年期失眠等。

5. 以腹泻为表现的疾病，如更年期腹泻、溃疡性结肠炎、慢性肠炎、结核性腹膜炎、慢性阑尾炎、慢性盆腔炎等。

【加减变化】

1. 舌黯、心悸，加肉桂 5～10g。

2. 血压不稳、心功能不全者，加红参 10g，肉桂 10g。

3. 汗出、失眠多梦、惊恐不安，加肉桂 10g，甘草 5g，龙骨 15g，牡蛎 15g。

4. 甲状腺功能减退，腹胀、畏寒，加麻黄 5g，甘草 5g。

【使用注意】

1. 皮肤黯黑者、黄肿者、满面红光者慎用。

2. 附子用量如达 10g，应先煎 30 分钟；如 30g 以上，必须先煎 60 分钟以上。

【黄煌解说】

1. 真武汤适用于一种以困倦、浮肿、眩晕、心悸、震颤、脉沉为临床特征的综合征（证候群），涉及循环、呼吸、消化、神经、泌尿等各个系统，可称之为"ZWT 综合征"。"阳虚水泛"是中医解释的术语。推测其病理基础与下丘脑—垂体—肾上腺皮质轴、下丘脑—垂体—甲状腺轴相关，并有心脏血流动力学改变，水液代谢平衡紊乱等。真武汤是主治方。

2. 成人甲状腺功能减退多见本方证。真武汤能消除疲劳感、控制体重、改善睡眠，而且比较安全，偶有心悸或心率加快，如有服用甲状腺素片者，可调整各自的服用量。可以说，真武汤是甲状腺功能减退的基本方。关节疼痛者，重用附子、白术；体格壮实，皮肤干燥粗糙，闭经或月经错后者，合用麻黄。

3. 本方适用于面黄黯、浮肿貌的更年期女性。失眠、多汗、心慌者，合桂枝加龙骨牡蛎汤，有改善睡眠、控制自汗、消除疲劳感、调整月经周期的效果。如烦躁、出汗、多梦，合桂枝加龙骨牡蛎汤。

4. 真武汤有升压强心的作用，多见于心衰、血压过低、虚脱的患者。本方用于成人充血性心力衰竭，有强心、利尿等功效，能缓解症状，提高生活质量。长期服用本方无需大量附子，每天 10g 左右即可。本方宜加不宜减。舌质紫黯加肉桂；多汗、失眠、心率快，加甘草、龙骨、牡蛎。

5. 真武汤能利水，肝硬化腹水可用。腹水明显，本方需大剂重用，附子可用至 30g，白芍、赤芍同用各 30g，白术可达 60g，合济生肾气丸更好。老人的高血压见浮肿、头晕心悸、心肾功能不全者，也可用本方。大多有头重脚轻的感觉。

6. 以水肿为主要症状的慢性肾炎、尿毒症多见本方证。适用于面色黄黯、下肢浮肿、大便不成形，持续蛋白尿的肾病患者。通常合玉屏风散或黄芪桂枝五物汤。或与桂枝茯苓丸加大黄牛膝方交替服用。

7. 本方也可用于发热不退。适用于发热反复，常规发汗方或挂水无效者，其人多咽喉不红，发热时患者无明显烦躁，或想睡觉者，或有腹泻、浮肿者。通常用原方，或合桂枝汤、麻黄附子细辛汤等。

8. 真武汤证与五苓散证的鉴别。①脏器虚弱不同：五苓散证是脾虚，而真武汤证多有心肾功能不全；②精神好坏之别：五苓散证多属正常，而真武汤证精神萎靡；③浮肿轻重之别：五苓散证较真武汤证为轻。

9. 本方所用的炮附子毒性小，温阳固表方多用，如桂枝加附子汤、真武汤、麻附辛等方中，张仲景通常加炮附子。张仲景炮附子的方法不明，目前临床所用的为制附子，多采用高浓度盐水腌制、水漂、煮、炒等炮制法，附子的毒性大大降低。

二十八、四逆汤

古代霍乱病的急救方，经典的回阳救逆剂，具有强心、升压、抗休克作用，适用于以下利清谷、四肢厥冷、脉微欲绝为特征的急危重症。

【原始配方】附子一枚（生用，去皮，破八片），甘草二两（炙），干姜一两半。上三味，以水三升，煮取一升二合，去滓。强人可大附子一枚，干姜三两。

【方证提要】脉微欲绝，四肢厥逆而恶寒，下利清谷不止，腹胀满者。

【适用人群】

1. 面晦黯：面色多晦黯、苍白或黯黄，精神萎靡，面带倦容，目睛无神，眼泡易浮肿，唇色黯淡干枯；肌肉松软，按之无力，皮肤多干燥，缺乏光泽。

2. 舌胖淡：舌质淡胖而黯，多有齿痕，舌苔白厚，或黑润，或白滑；脉弱无力。

3. 畏寒喜暖：平时畏寒喜暖，四肢常冷，尤其下半身冷为著，易疲倦，好静恶动。

4. 便溏、尿清、口不渴：大便常稀溏不成形，小便清长，口不干渴或渴不多饮或喜热饮等。

【适用病证】以下病证符合上述人群特征者可以考虑使用本方：

1. 各种休克，如失血性休克、心源性休克等。

2. 心功能不全或衰竭者。

3. 肾功能不全，如慢性肾炎、尿毒症。

4. 肝功能不全，如慢性肝炎、肝硬化腹水。

5. 腹泻不止导致脉沉者。

【加减变化】

1. 黄疸晦黯，加茵陈蒿 30g。

2. 心功能不全，心悸、舌黯者，加肉桂 10g。

3. 呕吐、腹泻、食欲不振、脱水者，加人参 10g。

4. 吐血、便血、皮下出血者，合泻心汤。

【使用注意】附子有毒，为减毒增效，须注意以下两点：一是久煎，超过 15g 需要煎煮 30 分钟以上，30g 必须煎煮 1 小时以上；二是与干姜、甘草同煎。

【黄煌解说】

1. 四逆汤在古代多用于霍乱或一种类似霍乱的急性腹泻。霍乱是一种急性腹泻疾病，病发高峰期在夏季，能在数小时内造成腹泻脱水甚至死亡。四逆汤多用在下利不止、四肢厥冷、脉沉迟微、周身疼痛的时候，也就是处在休克状态的严重腹泻患者。这种状态，中医用"阳虚阴寒"来解释。所以说，四逆汤是回阳救逆方，它具有强心、升压、抗休克等功效。现代临床上，本方适用于虚寒腹泻，如霍乱、急性胃肠炎、慢性结肠炎、小儿秋季腹泻、抗生素腹泻、化疗后腹泻等，以腹泻剧烈、脉沉为特征。当重用干姜，可加黄连。

2. 霍乱病现在少见，不过四逆汤证依然可见。现代人由于抗生素滥用、饮食肥腻、衣着单薄、熬夜、久吹空调、过食冷饮、缺少劳动及活动等，常常导致四逆汤证出现。这些患者多见外观形体偏胖，面色多晦黯、苍白或黯黄，肌肉松软，按之无力，皮肤多干燥，晨起面多浮肿，目睛无神或眼泡易浮肿，外观精神萎靡，面带倦容，唇色黯淡干枯，舌质淡胖而黯、多有齿痕，舌苔白（或黑）润或白滑；平时畏寒喜暖，四肢常冷，尤其下半身冷为著，易疲倦，好静恶动，大便常稀溏不成形，小便清长，口不干渴或渴不多饮或喜热饮等。这种患者就是常说的"阴寒体质"，也就是"四逆汤人"。这种体质使用姜附剂是比较安全的。相反，若患者面色红润、口臭声粗、大便燥结、小便短赤、脉数滑有力、舌质红瘦、苔焦黄或黄腻，绝不可用本方。

3. 四逆汤中的附子有较强毒性，其毒性主要由乌头碱类生物碱引起。乌头碱不耐热，若久煎后，乌头碱水解为乌头原碱，其毒性可以降低，且有效成分不会破坏。如何安全使用四逆汤？张仲景经验是附子与干姜、甘草三药合煎。云南名医吴佩衡经验，一是大锅久煮，二是与干姜、甘草同时沸水煎煮。煎煮附子时水一定要一次放足，不能中途断火或添加冷水。有药理研究表明，干姜、甘草与熟附子共煎，附子中有毒成分乌头碱的含量随甘草剂量增加而减少，说明甘草具有有效解除附子毒性的作用［裴妙荣，王世民，李晶．附子理中汤中甘草对附子解毒作用的相关性分析．中国中药杂志，2012，21（1）：50-52］。何丹认为甘草能使附子减毒增效，其机制可能在于甘草中某些成分能结合生物碱形成络合物或促进生物碱的水解［何丹，刘凤琴，李焕德．甘草解毒作用研究进展．中南药学，2009，7（12）：927-931］。

4. 四逆汤是否需要久煎的问题，需要研究。从《伤寒论》看，四逆汤中附子没有先煎，全方以水三升，煮取一升二合，而麻黄汤麻黄先煎，全方水九升，煮取二升半。可见，四逆汤煎煮的时间还不如麻黄汤来得久。杨氏经验，凡用附子必反复叮嘱患者先煎1小时以上，但所获疗效极差。曾治一少阴阴盛阳衰证，身倦畏寒，大汗不止，二便自利，神志时清时昧，舌淡脉微，急投四逆汤。翌日复诊，症情依然如故，后依《伤寒论》原文用法，处以原方2剂，嘱诸药同煎半小时，温服，药后效如桴鼓。杨氏的经验是根据《伤寒论》原剂量按照一两为3g，一升为80mL的换算系数得出本方剂量：炙甘草6g，干姜4.5g，附子9g（生用，打碎）。用冷水240mL，武火煎取96mL，用时仅15分钟，比麻黄汤（45分钟）、桂枝汤（35分钟）所煎煮的时间要短得多（计时以水沸算起）。还认为使用制附子小剂量（15～20g）内服不必先煎久煎，与他药同煮30

分钟即可，临床未发现中毒现象，大剂量运用，煎煮时间要相应延长［杨德全. 附子煎煮小议. 中医杂志，1985，26（12）：74］。杨氏的观点值得重视，因为本方在《伤寒论》中是作为抢救药来使用的，从抢救的时间上讲也容不得久煎，另外，久煎可能会影响四逆汤的疗效。但出于当今临床安全用药的考虑，慢性病使用附子，以及大剂量使用附子时，附子仍应该久煎。我建议，用 10g 者，宜先煎 30 分钟；20g 者，则先煎 45 分钟；30g 者，则先煎 60 分钟。即每增加 10g，先煎的时间增加 15～30 分钟。

5. 手足厥冷是四逆散与四逆汤的共同指征，但方证性质有寒热虚实的不同。鉴别的要点在于：①精神状态不同。四逆散证全身状态比较好，精神较饱满，思维清楚，本方证则精神萎靡，或状若朦胧。②脉象不同。四逆散证的脉虽然细，但弦实有力，本方证则全属虚脉。③舌象不同。四逆散的舌质红或黯红，多坚老，苔干黄，而本方证的舌质淡或淡红、黯淡，舌体多胖嫩，苔多白滑或白腻。

6. 真武汤证与四逆汤证的鉴别。①慢病急症之别：真武汤温阳利水，用的是炮附子，多用于慢性心衰肾衰；四逆汤回阳救逆，用的是生附子，多用于急性心衰和休克。②有水无水之别：真武汤证有浮肿腹水，四逆汤则腹泻脱水或大汗淋漓，故真武汤不用甘草，而四逆汤用甘草二两。

二十九、肾气丸

古代的理虚方，有温阳、利水、强壮等功效，适用于以腰痛膝软、少腹拘急、小便不利为特征的疾病以及老年人的调理。

【原始配方】干地黄八两，山药四两，山茱萸四两，泽泻三两，牡丹皮三两，茯苓三两，桂枝一两，附子（炮）一两。上八味末之，炼蜜和丸梧子大，酒下十五丸，加至二十五丸，日再服。(《金匮要略》)

【方证提要】消瘦乏力，少腹不仁或拘急，小便不利，腰痛，消渴，短气者。

【适用人群】

1. 面黑或红：面色偏黑或面红如妆，皮肤干燥松弛或有浮肿貌，缺乏光泽。食欲旺盛。常见于中老年人。

2. 少腹不仁或拘急：脐腹部硕大而脐以下松软无力，或下腹部拘急不适感。上身大而下肢细。

3. 上冲：易有上冲感，面红发热，或心悸胸闷，或头昏，不易出汗，或神情倦怠，易疲劳；时常出现烦热感。

4. 下虚：或腰膝酸软，下半身尤其下肢常感寒冷；或小便频，或尿失禁，或有浮肿；或性功能低下。

5. 脉硬舌胖：脉象弦硬而空大，轻按即得。舌嫩胖大满口，或嫩红，或黯淡，或无苔。

【适用病证】 以下病证符合上述人群特征者可以考虑使用本方：

1. 以肾上腺机能减退为特征的疾病，如甲状腺功能减退症、醛固酮增多症、阿狄森病、肾上腺皮质激素副作用。

2. 以浮肿、腰痛为表现的疾病，如糖尿病肾病、慢性肾炎、肾病综合征、肾盂肾炎、肾结核、肾结石、输尿管结石、肝硬化腹水等。

3. 以尿频、尿无力、尿失禁为表现的疾病，如尿崩症、膀胱括约肌麻痹、神经性尿频、前列腺增生、产后水肿或尿闭、术后尿失禁、脊髓性尿潴留。

4. 以头晕眼花、耳鸣为表现的疾病，如高血压病、脑动脉硬化、白内障、青光眼、神经性耳鸣、耳聋等。

5. 以慢性咳喘为表现的疾病，如慢性支气管炎、支气管哮喘。

6. 中老年男性的性功能低下，如阳痿、遗精、早泄等。

【加减变化】 腰痛、下肢浮肿或有腹水者，加怀牛膝 15g，车前子 15g。

【使用注意】

1. 形体壮实、脸色黯红而有油光、脉滑数者慎用，误用本方可有皮疹、恶心、腹痛等副作用。

2. 本方适用于食欲旺盛者，腹胀、食欲不振者不宜。

【黄煌解说】

1. 肾气丸适用的是以消瘦、腰腿无力、小便不利、小腹部拘急或松软为临床特征的一种虚性体质，可称为"SQW综合征"，中医解释是"肾阴阳两虚，里有停水瘀血，上有虚阳"。此种体质常见于中老年人，尤其是患有糖尿病、高血压、动脉硬化、前列腺肥大、肾功能不全的老年人。

2. 识别肾气丸证的要点：①消瘦憔悴：本方是古代治疗虚劳的专方。虚劳，为一种慢性虚损性疾病，可见肌肉萎缩、皮肤干枯、肤色黑黯、体重减轻、精力衰退、骨骼松脆等。虚弱的老年人以及许多慢性虚损性疾病可以考虑本方证。②腹证为少腹拘急或少腹不仁：少腹拘急，指小腹胀痛、冷痛，喜按喜热；腹肌板硬，重压有中空感。生殖器的疼痛不适，如睾丸痛、阴道抽痛等可以看作是少腹拘急的延伸。少腹不仁，指下腹部麻木无力，如二便无力、阳痿等，腹诊可见下腹壁软弱松弛，按压如棉花，无抵抗感。③小便不利：包括多尿、小便不畅、尿潴留、频尿、小便少、水肿或腹水在内。④脉舌证：脉象弦硬而空大，轻按即得，提示患者动脉硬化。舌嫩胖大满口，或嫩红，或黯红，提示患者体内有水，是心肾阳虚的表现。

3. 肾气丸是"肾虚"的专方。其人面黄黑、浮肿、反应迟钝、发育停止、生殖功能下降等。多见于甲状腺功能减退症、醛固酮增多症、尿崩症、阿狄森病、肾上腺皮质激素副作用等内分泌机能失调性疾病。中老年人的阳痿、早泄、性功能低下，男子死精弱精，女性闭经、流产、不孕等也可选用。

4. 老年人的前列腺疾病多用本方，如前列腺肥大、慢性前列腺炎、前列腺癌等，多以小便频、尿等待、尿不尽或尿潴留为主诉，以面红黑、小腹部松软、食欲旺盛的老年人为多。尿痛灼热，可加知母、黄柏；便秘、腰痛，可合桂枝茯苓丸。

5. 肾气丸古代用于消渴病，现适用于晚期糖尿病，血糖控制欠佳者，或消瘦干枯的中老年患者，多见夜渴，夜尿频而不畅，尿色清。本方加车前子 15g，牛膝 30g，名济生肾气丸，有调节膀胱内压力、改善糖尿病代谢及神经功能等作用，能改善糖尿病患者的排尿障碍、发热感、性欲减退、阳痿、起立眩晕、腹泻、便秘等症状。济生肾气丸是糖尿病肾病的常用方。

6. 老年人或晚期糖尿病患者的皮肤病有用本方的机会。其人消瘦，皮肤干燥而黑红，局部发热、瘙痒、苔藓化，或溃疡久不愈合，色黯肉僵，多伴有口渴及小便异常。此与皮肤缺乏营养、血黏度高、血糖增高有关。

三十、炙甘草汤

古代的止血、强心、强壮剂和急症用方，经典的滋阴方，具有抗心律失常、耐缺氧、改善贫血等作用，适用于以羸瘦肤枯、贫血、脉结代、心动悸为特征的疾病和虚弱体质的调理。

【原始配方】甘草四两（炙），生姜三两，人参二两，生地黄一斤，桂枝三两，阿胶二两，麦门冬半升，麻仁半升，大枣三十枚。上九味，以清酒七升，水八升，先煮八味，取三升。去滓，内胶烊消尽，温服一升，日三服。（《伤寒论》《金匮要略》）

【方证提要】消瘦肤枯，贫血貌，短气，胸闷，咳嗽声嘶，心动悸，脉结代者。

【适用人群】

1.羸瘦、贫血：肌肉萎缩，皮肤干枯，面色憔悴，贫血貌，舌淡红、舌苔少。

2.精神萎靡；极度疲惫，少气懒言，食欲不振、大便干结。

3.心律不齐：大多有早搏或心房、心室颤动等心律失常；心悸气短，心率以缓慢者为多。

4.诱因：这种体质多见于大病以后，或大出血以后，或高龄，或营养不良者，或极度疲劳者，或肿瘤患者经过化疗以后。

【适用病证】以下病证符合上述人群特征者可以考虑使用本方：

1. 出血性疾病，特别是创伤性大出血、子宫出血、便血、尿血导致贫血者。

2. 以消瘦、贫血为表现的疾病，如癌症晚期出血恶液质或者肿瘤放化疗后体质极度虚弱者。

3. 以心律不齐为表现的疾病，如病毒性心肌炎、心脏瓣膜病、病态窦房结综合征、心律失常等。

4. 以咳嗽气短为表现的疾病，如肺癌、肺气肿、肺心病等。

5. 以营养不良为特征的复发性口腔溃疡。

【加减变化】

1. 心悸、动则气促，加龙骨 15g，牡蛎 15g。

2. 食欲减退，加山药 30g，砂仁 10g。

3. 恶心呕吐，加制半夏 10g。

【使用注意】

1. 本方可能导致腹胀、食欲不振，可减少服药量，或一剂药服用 2～3 天。

2. 服用本方同时，应加强饮食营养，多吃含有胶质的动物食品。

【黄煌解说】

1. 炙甘草汤适用于一种极度营养不良的虚性体质，用中医的话说是"气血阴液严重匮乏"。其人羸弱、贫血、能量缺乏、血容量不足、营养不良，同时伴有心律失常。多见于大病以后，或大出血以后，或高龄，或营养不良者，或极度疲劳者，或晚期的肿瘤患者。

2. 用炙甘草汤首先要看人。患者羸瘦贫血貌，面色憔悴，皮肤干枯，一望而知。如消瘦，而不贫血，并见舌黯紫、面紫黯、眼圈黑、肌肤甲错者，慎用。如体型肥胖、面色黯赤或油腻者，多为痰热证或痰湿证，炙甘草汤不宜使用。

其次要看舌。舌要淡红或淡白或黯淡。清代张景焘说："舌淡红无色者，或干而色不荣者，当是胃津伤而气无化液也。当用炙甘草汤，不可用寒凉药。"（《馤塘医话》）淡白舌大多见于贫血和营养不良。

还要切脉。脉要无力并有不齐。脉无力，即脉弱，脉空大，或脉微细，是血压低、心功能不全的表现；脉结代，是脉出现间歇脉，古代对此脉象的解释都比较模糊，大致可以理解为现代所谓的早搏或心房心室颤动等心律失常。

近几十年来，我国有关炙甘草汤治疗心脏病及心律失常的报道较多，大多数报道没有严格强调方证。本方用于心律不齐要注意两点：第一，本方并非主治一切心律失常，一般来说，其人的体质状态较差，有明显消瘦等；第二，脉结代和心动悸应当同时出现，前者是他觉症状，后者是自觉症状，表现为虚里怦怦跳动不能自已。如果单纯出现脉结代而无心动悸则本方效果多不佳。体型肥胖者，有血栓或高黏血症者，虽有心律失常，也要慎用本方。

3. 本方适用于肿瘤患者的调理，如癌症晚期出血、消耗呈恶液质者，或肿瘤放化疗后体质极度虚弱、贫血者，长期素食或忌口导致营养不良者。从本人临床观察，食道癌、胃癌、口腔癌、肾癌等应用机会较多。炙甘草汤对晚期癌症患者有改善贫血、增加体重、改善营养状况、提高生活质量的效果。服用本方时，应配合食用猪蹄、牛筋等，丰富的胶原蛋白，能改善患者低蛋白的状态。

4. 本方多用于口腔黏膜病。复发性口腔溃疡等多见，局部黏膜黯淡不红。其人有贫血、消瘦、便秘，或过度节食，或刻意素食者。老年人多见。本方有修复黏膜、改善体质的功效。

5. 便秘常导致心跳骤停，此方润肠通便，可减轻心脏的负担，适用于心脏病患者、贫血患者的便秘。《餐英馆治疗杂话》："老人、虚人、津液枯，大便闭者，此汤主之。"

6. 炙甘草汤宜原方。从我国报道看，绝大多数是加减方，影响疗效的判定。不少老中医主张用原方。国医大师裘沛然先生曾说，他以前治疗心脏病，常用炙甘草汤稍事加减，药后虽有效果，但常易反复，最后就径用炙甘草汤原方，只是在剂量上稍加斟酌，不少病人症状竟得消失或基本缓解，有的历数载

而安然无恙。(《裘沛然选集》)

7. 炙甘草汤煎煮有两点要求，一是要久煎。原文说本方的煎煮法是"清酒七升，水八升，先煮八味，取三升"，提示本方宜久煎，15升煎至3升，小火煎煮时间在1～2小时。二是要加酒入煎。为何要加酒？是为了促进地黄中有效成分的煎出，减轻地黄对胃的刺激。

8. 本方中有地黄、阿胶、麦冬，剂量过大可能导致食欲下降和腹胀腹泻。食欲素差、体质柔弱者，则小剂量即可，采用一剂服用两三天，或用开水将汤液稀释的方法也可行。

下编

从病选方

HUANGHUANG JINGFANG
JICENG YISHENG DUBEN

一、感　冒

感冒，是由多种病毒引起的一种呼吸道常见病，常见病原体为鼻病毒、流感病毒、副流感病毒等。

普通感冒，俗称伤风，病例分布是散发性的，不引起流行，常易合并细菌感染。普通感冒起病较急，早期症状有咽部干痒或灼热感、喷嚏、鼻塞、流涕，开始为清水样鼻涕，2～3天后变稠；可伴有咽痛；一般无发热及全身症状，或仅有低热、头痛。一般经5～7天痊愈。部分患者在病程后期，唇边可出现疱疹。

流行性感冒是由流感病毒通过呼吸道传播引起的急性传染病。起病大多突然，全身症状明显而呼吸道症状较轻，先有畏寒，继有高热，可达39～40℃。同时有头痛、全身酸痛，和软弱无力，伴有眼干、咽干、轻度咽痛，或有鼻塞、流涕、喷嚏等呼吸道症状。也可有胃肠道症状，如轻度恶心、腹泻等。上述症状多于1～2天内达到高潮，3～4天内热退，症状消失。流感常常继发其他疾病，如肺炎等。

经方治疗感冒注重个体差异，强调方证相应，中病即止。对应不同个体特征，治疗感冒常选用下列经方：

（一）小柴胡汤

【适用病证】感冒见有以下症状者：①发热、汗微出热不退或退不清，或寒热往来；②伴随症状多，患者有胸部上腹部不适满闷感、口苦、咽喉干、头昏、咳嗽、烦躁、恶心呕吐、食欲减退等。

本方有清热透邪的功效，特别是柴胡大剂量服用时退热作用更加明显。

【应用参考】

1. 本方是治疗发热性疾病的基本方，病毒性感冒的常用方。许多女性常常在月经期又感冒发热，或一些患者感冒以后体力恢复慢，并发症较多者，兼有上述部分症状的，也适用本方。

2. 手足口病、水痘、轮状病毒性肠炎、腮腺炎等的发热，也适用本方。

3. 感冒发烧者，柴胡应取大量，并可根据病情日服 4 次，以得汗为度；恶心呕吐者，服药量不易过大。

4. 本方不宜长期大量服用，发热性疾病通常给予 5 天量。

5. 发热咽痛、淋巴结肿大者，加连翘 30～50g；扁桃体炎、扁桃体脓肿，加桔梗 10g，生石膏 30g；反复感冒，咳嗽痰多、腹胀者，加厚朴 15g，苏叶 10g，茯苓 15g。

【典型案例】

男童，6 岁，113cm/21kg。2014 年 6 月 30 日初诊。

病史：反复感冒咳嗽，自 2011 年起夏季经常低热。近感冒后低热持续 10 天，体温 37.1～38.1℃（肛温），食欲下降，欲呕，易汗。咽红，舌质嫩，苔稍厚。易汗，大便偏干，脾气急躁。

体征：体形偏瘦，面色暗，咽喉红，扁桃体无肿大。

处方：柴胡15g，黄芩5g，姜半夏10g，太子参10g，生甘草5g，生石膏20g，干姜5g，红枣15g，1-2服法，15剂。

2014年9月26日：药后发烧已愈，食欲好转，体重身高均有增加，咽已不红，晨起干呕，苔较厚。原方去石膏，加连翘15g。15剂。

（二）葛根汤

【适用病证】感冒见有恶寒无汗、头痛、身痛，伴有肌肉酸痛、关节疼痛、头项强痛等症状，其感冒大多有疲劳及受凉史，可见患者皮肤干燥、咽喉不红、无感染征象者。

【应用参考】

1.适用于葛根汤者，大多体质较为充实，如果是肌肉结实、皮肤黝黑或黄黯粗糙的青壮年，应用的机会较多，而且更安全。体型瘦弱、体弱多病、瘦弱面白多汗者慎用，心功能不良者、心律不齐者也应慎用。

2.感冒后的鼻炎、鼻窦炎，加川芎6～12g、辛夷花5～10g；感冒伴有咽痛、目赤、便秘、头痛、牙龈肿痛或伴有毛囊炎、疱疹、口疮者，加生大黄5～10g。

3.本方有轻微的发汗作用，服药以后要避风，盖被子，得微汗为佳。服用本方后如有心悸多汗者，需停服。

【典型案例】

李某，男，38岁。患顽固性偏头痛2年，久治不愈。经友人介绍，延请刘老诊治。主诉：右侧头痛，常连及前额及眉棱骨。伴无汗恶寒，鼻流清涕，心烦面赤，头目眩晕，睡眠不佳。诊察之时，见病人颈项转动不利，问之，乃答曰：颈项及后背经常有拘急感，头痛时拘紧更重。舌淡苔白，脉浮略数。遂辨为寒邪客于太阳经脉，经气不利之候。治当发汗祛邪，通太阳之气，为疏葛根汤。麻黄4g，葛根18g，桂枝12g，白芍12g，炙甘草6g，生姜12g，大枣12枚。麻黄、葛根两药先煎，去上沫。服药后覆取微汗，避风寒。3剂药后，脊背有热感，继而身有小汗出，头痛、项急随之而减。原方再服，至15剂，头痛、项急诸症皆愈。(《刘渡舟临证验案精选》)

（三）大青龙汤

【适用病证】感冒高热、无汗、烦躁，其体温大多38.5℃以上，皮肤干燥、眼睛充血、头痛、烦躁、脉象浮滑数有力，见体格壮实者。

【应用参考】

1.适用本方者，大多体格壮实，肌肉丰满结实，不易出汗，营养状态较好。感冒高热，大多有寒冷强烈刺激的诱因。

2.本方发汗作用强烈，服药以后往往汗出如洗，然后热退身凉脉静。不得汗则无效，但是，为保证用药安全，必须注意几点：①得汗即止；②严格掌握适应人群，有汗的人、脉象微弱的人，不能服用本方。年老体弱、产妇、久病大病患者，或心功能不全者，或低血糖者，失眠者，高血压、糖尿病患者，肺结核低热等，均不宜使用。

3.本方必须在饭后服用，空腹不宜。

4.如果服用后出现明显的心悸、虚弱感，可以饮用糖水，或嚼食桂圆肉、红枣等。

【典型案例】

刘某，男，12岁。1965年8月14日初诊。

病史：4天前出汗后游泳，当晚高烧，体温40℃，持续不退，头痛，全身酸紧，无汗，恶心，口渴，烦躁。经用中西药治疗，效果不显，来诊。

体征：神倦，面红，气促，舌苔白厚腻，脉紧而数。

辨证：寒湿束表，化热入里。

治法：发汗解表，清热除烦，祛湿散寒，调和营卫。

处方：麻黄6g，桂枝9g，炒杏仁12g，知母15g，炙甘草6g，生石膏24g（捣），山药30g，葛根12g，防风9g，生姜6g，大枣5枚。水煎两遍，分2次温服。服第1次药后，喝热米汤一碗，过半小时再服第2次药取汗。

方解：本证为寒湿之邪束于肌表，治不得法，有化热入里之象，故用大青龙汤加葛根解肌发表，清热除烦，调和营卫，用知母、生石膏、山药生津止渴兼清里热，用防风胜湿止痛兼解肌表，以祛寒湿之邪。服药 2 剂，诸症痊愈。(《刘惠民医案》)

（四）桂枝汤

【适用病证】虚人感冒可选用。本方多用于大病、手术、化疗、过度用药、月经期、产后、先天禀赋不足、年高体衰、平素多病者的感冒。其临床表现大多没有明显的发热，唯怕冷，乏力，鼻流清涕，舌淡黯；患者常常有自汗、恶风、发热或自觉热感；有上冲感、动悸感，脉浮弱而缓。

【使用注意】服用本方后一要喝热粥，粥可用小米、大米等文火熬至极糜烂；二要注意避免风寒，最好温覆取汗；三是服药期间应嘱咐患者清淡饮食，避免加重消化道负担。

【应用参考】

1. 本方为古代的强壮方和疲劳恢复方，适用于以心动悸、腹痛、自汗、消瘦、脉弱等为特征的疾病和虚弱体质的调理。肥胖者、浮肿者，均不适合。

2. 本方的加味较多。困倦、多汗、关节冷痛，加附子 10g；汗多、面色黄，加黄芪 15g；消瘦、食欲不振，加党参 15g；项背强痛、头昏痛，加葛根 30g。

【典型案例】

某女，54 岁，156cm/64 kg。2014 年 9 月 27 日初诊。

病史：鼻窦炎 20 余年。易感冒，一周一发。发作时头痛，喷嚏频作，怕风，头汗出，易饥饿，喜甜食，入睡难。

体征：面暗红，唇暗淡，舌暗红，苔厚，脉缓，72 次 / 分。

处方：桂枝 10g，肉桂 5g，白芍 15g，干姜 5g，红枣 30g，生甘草 10g，生黄芪 30g，5-2 服法（即服 5 天停 2 天，下同），10 剂。

2014 年 10 月 7 日：药后喷嚏未发，7 天未感冒，食欲好转，睡眠改善，但仍易醒。原方续服 15 剂，隔天 1 剂。

（五）麻黄附子细辛汤

【适用病证】 感冒见头痛、发热、无汗、暴哑失音、咽喉疼痛，腰痛等，常规退热药抗生素无效，或发热而不思水，或鼻涕如水。

【应用参考】

1. 本方适用于素体阳虚复感外寒的感冒。适用本方的患者主要特征有二：一是严重恶寒感，患者背部发冷是特征；二是极度疲倦感，无精打采，声音低弱。望诊可见面色黄黯，咽喉淡红不肿、舌淡苔水滑；脉诊见沉迟者。无以上指证者慎用。

2. 心功能不全者、高血压患者慎用。

3. 本方服药后可以先全身发热，继而汗出而愈。汗出后即可停用，不必尽剂。

4.面色白、心悸动者，加桂枝15g，甘草5g，生姜30g，红枣20g；感冒伴有腰腿痛者，加芍药30g，甘草10g。

【典型案例】

张某，年42岁，住云南省昆明市武庙下南联升巷底。肾气素亏，于1929年9月2日返家途中，时值阴雨，感冒风寒而病。初起即身热恶寒，头疼体痛，沉迷嗜卧（即少阴病但欲寐之病情也），兼见渴喜热饮不多。脉沉细而兼紧象，舌苔白滑，质夹青紫。由于肾气素亏，坎阳内弱，无力卫外固表以抵抗客邪，以致寒风乘虚直入少阴，阻塞真阳运行之机，而成是状。以仲景麻辛附子汤，温经解表，辅正除邪治之。黑附片36g，麻黄10g（先煮数沸，去沫），北细辛6g，桂尖13g。3日，服上方1剂即汗，身热已退，唯觉头晕咳嗽，神怯。表邪虽解，肺寒尚未肃清，阳气尚虚，以四逆合二陈加细辛、五味子，扶阳温寒主之。黑附片50g，干姜26g，甘草10g，广皮10g，法夏13g，茯苓13g，北细辛4g，五味子2g。一剂尽，咳嗽立止，食量增加，精神恢复，病遂痊愈。（《吴佩衡医案》）

（六）葛根芩连汤

【适用病证】 感冒见高热，头痛，汗出热不退，面红气促如喘者，或伴有腹泻，大便热臭呈喷射状、肛门灼热发红，唇口干燥，脉滑数者。

【应用参考】

1. 使用本方者，多为体格比较壮实的儿童，面红、多汗、气喘、脉数是特征。

2. 发热，加柴胡 20g；腹痛，加白芍 15g。

【典型案例】

2 岁女孩，发热咳嗽数天，经肌注消炎退热药物、口服七珍丹后症状不减。来诊时观患儿精神活泼，时有咳嗽，咳声粗浊，肺部听诊有局限痰鸣音，触摸头上微汗，双手温暖潮湿，频繁下利、黏液多粪质少，体温 37.5℃。家长说喂退烧药也是这样，就是不降。患儿肤白体瘦，两颊发红。表现与《伤寒论》34 条高度吻合。开方如下：葛根 30g，黄芩 5g，黄连 3g，甘草 5g，1 剂。煎好后每次服 10mL，2 小时一次。据患者家长描述，喂药一次后不到 2 小时患者体温即恢复正常。第二日复诊时下利已止，咳嗽已微，肺部听诊痰鸣音消失。（黄煌经方沙龙网，经方实验录，2015-01-14，12:52，作者：木子长大）

二、咳　喘

咳喘病，是急慢性支气管炎、支气管哮喘以及肺气肿、支气管扩张等呼吸道疾病的俗称。

急性支气管炎起病时可出现鼻塞、流涕、咽喉痒、咽痛，甚至声音嘶哑，也可伴有恶寒、发热、乏力、肌肉酸痛、胸痛等。咳嗽程度轻重不一，严重者可影响睡眠。咳痰量不多、色白、微黄、较黏稠。病程通常为1周，少数达半月以上。

慢性支气管炎是支气管及其周围组织的慢性非特异性炎症。如果每年咳嗽咳痰或喘息的时间超过3个月，持续2年以上，并且多发于冬季，除外其他心脏和肺部疾病，就可以诊断为慢性支气管炎。我国北方，尤其是农村发病率最高。中老年人易患此病，且男多于女，病程通常进展缓慢。早期主要是冬季咳嗽，咳白色泡沫痰或黄痰，夏季缓解。如果病情得不到控制，可发展为常年不断地咳痰，以白色泡沫痰为主，如继发感染可出现黄色或绿色脓痰。发展到最后可演变为慢性阻塞性肺气肿及慢性肺源性心脏病。

支气管哮喘是全球性常见病。哮喘的发病机制比较复杂，除涉及过敏原外，还与个人和环境因素有关。本病发病前可表现为鼻痒、打喷嚏、流鼻涕、咳嗽等先兆症状，继而出现呼气性呼吸困难，伴有肺内哮鸣音，痰多黏稠，不易咳出。本病常在夜间或清晨发作。不发病时，患者宛如常人。

经方治疗咳喘经验丰富，咳喘分寒、热、虚、实，从体质切入，是其特色。对应不同个体特征，治疗咳喘常选用下列经方：

（一）小柴胡汤

【适用病证】 发热咳嗽持续多天、恶心呕吐或食欲不振者。本方特别适用于急性支气管炎、毛细支气管炎、肺结核、胸膜炎、咳嗽变异性哮喘、支气管哮喘等。只要全身状况较好，重要脏器无受损者，就可使用。

【应用参考】

久咳、抗生素无效、咳嗽变异性哮喘者，加厚朴12g，茯苓15g，紫苏叶10g；痰清稀如水，加干姜10g，五味子10g；肺部感染、咳痰黄稠者，加黄连5g，全瓜蒌30g；咽喉痛，干咳，加桔梗10g；扁桃体肿大，发热汗多，加生石膏30g；淋巴结肿大，加连翘30g；咳血，加生大黄5g，黄连5g；肺癌，发热、胸水者，加茯苓20g，猪苓20g，泽泻20g，桂枝15g，白术20g。

【典型案例】

曹女，57岁，161cm/66kg。2018年9月11日初诊。

病史：5年前行左肺癌切除术，今年8月复查发现脑转移。现诉易头晕（头部如有紧箍咒），爬楼胸闷喘不过气，伴咳吐黄痰，口干严重时影响睡眠。

处方：柴胡20g，黄芩15g，姜半夏15g，党参10g，生甘草5g，黄连5g，全瓜蒌30g，干姜5g，红枣15g，生大黄5g。10剂，5-2服法。

2018年9月25日：药后大便夹带黏液，黄痰、头晕消失，睡眠改善，胸闷不明显。原方隔日服10剂。

（二）半夏厚朴汤

【适用病证】咳喘见咽喉异物感、黏痰多、胸闷腹胀、舌苔腻者，特别适用于颈部到面部浮肿而频发咳嗽，因而呼吸困难，或痰如泡沫样者。急慢性支气管炎、咽源性咳嗽、支气管哮喘等常用。

【应用参考】

1. 本方治疗咽喉痒、干咳无痰的咽源性咳嗽，可以采用每天服用4～5次的服法，效果才好。

2. 咽痒咽干，咳嗽少痰，加桔梗10g，甘草5g；咳喘，伴有失眠、焦虑、胸闷、出汗者，加山栀15g，连翘30g，黄芩10g；病程较长，反复发作，咳喘气急，痰稀白量多，呼多吸少，腰腿软弱，舌苔白滑或白腻者，加肉桂10g，当归10g，甘草5g，前胡10g，陈皮10g。

【典型案例】

尚女，50岁，160cm/52kg。2019年6月5日初诊。

病史：肺癌术后1个月左下肺叶切除。现诉咳嗽严重，饭后咳嗽可吐出胃内容物。入睡困难易醒，胸前不适，咽喉黯红，苔腻。

处方：姜半夏15g，厚朴15g，茯苓20g，苏梗15g，黄芩10g，栀子15g，连翘30g，桔梗10g，生甘草10g，15剂。

2019年6月26日：咳减轻，无胸痛及饭后呕吐。原方加枳壳15g，3-2服法。

（三）麻杏石甘汤

【适用病证】汗出而喘，汗出量不大，但按之皮肤湿润，不灼热，也有入夜汗出湿衣者或易出汗者，其人口渴不恶寒，或恶热喜冷饮，痰液、鼻涕黏稠，口干口苦等。不少病毒性肺炎、支原体肺炎、小支气管肺炎、支气管哮喘、急性支气管炎、慢性支气管炎患者可出现以上情况。

【应用参考】

1.本方适用的患者大多身体状况较好，毛发油亮，皮肤大多比较粗糙，面部或眼睑可见轻度浮肿貌。体弱者慎用。

2.咽喉痛，加桔梗10g；胸闷、痰黄黏稠、大便干结者，加黄连5g，姜半夏10g，全瓜蒌30g；胸闷、烦躁失眠者，加栀子15g，连翘30g。

【典型案例】

陈男，4岁，102cm/16kg。2019年6月5日初诊。

病史：咳嗽气喘持续半年。鼻塞伴鼻痒，受凉即咳，磨牙打鼾，多汗。江苏省中医院（2019年6月4日）：超敏C反应蛋白15mg/L（<8mg/L）。

体征：体壮，肤白，上眼睑微肿。

处方：生麻黄5g，杏仁10g，生石膏30g，生甘草5g，生梨1枚。服时加少许冰糖，10剂。

2019年6月26日：期间咳嗽气喘未作，磨牙打鼾改善，食欲好转明显。原方10剂，隔天1剂，服法同上。

（四）小青龙汤

【适用病证】 咳喘见恶寒，特别是背部怕冷，无汗或不易出汗者。其人口不渴，痰液清稀量多，或痰液形如泡沫或蛋清，色较透明，落地如水。以上情况，在支气管哮喘、慢性支气管炎、肺气肿患者中多见。

【应用参考】

1.患者体质状况一般，偏瘦，面色多青白色或青灰色，绝少面红光亮者，眼袋、嘴唇黯淡不红，舌苔水滑，平时畏寒喜暖。如烦躁、失眠、舌红、脉数者，本方慎用。

2.服用小青龙汤后，患者如觉口渴，身体微汗出，为佳象。

3.体弱且心悸喘促者，或支气管哮喘持续状态，以及肺心病、肺气肿发作时，去麻黄，加山萸肉15g；长期服用激素，面色灰黯者，加附子10g；烦躁、唇红者，加生石膏30g。

【典型案例】

李男，36岁，167cm /95kg。2015年5月8日初诊。

病史：哮喘10年，过敏性鼻炎屡发。鼻塞，鼻痒打喷嚏，晨起清涕如水，夜间不能平卧，大便时干时稀，汗出多。

体征：左下肢浮肿，舌胖大嫩，眼圈发黑，眼睑肿。

处方：生麻黄10g，桂枝15g，白芍15g，生甘草5g，干姜10g，细辛10g，五味子10g，姜半夏10g，生石膏30g，7剂。

药后咳喘好转。

2015年8月14日：哮喘未作，汗出减少，但鼻炎仍每天发作，每夜睡前或晨起喷嚏。2015年8月4日鼻窦CT：慢性副鼻窦炎性变，双下鼻甲肥大，鼻中隔偏曲。

方1：生黄芪30g，白术30g，防风20g。晨服。

方2：小青龙汤加石膏汤，20剂，午晚服。

2015年9月4日：哮喘未发，鼻炎控制，体重下降10kg。

（五）大柴胡汤

【适用病证】咳喘而伴有嗳气、上腹胀痛或反流酸水、口干苦、厌食、便秘者。本方特别适用于支气管哮喘、肺部感染、支气管炎等。

【应用参考】

1. 适用于本方者体格多健壮，进食后腹胀或加重气喘，上腹部按压硬满疼痛，咳喘夜间加剧者居多，大便干结，舌苔厚。大多伴有胃及食管反流或胃肠动力障碍。如无以上指征者，慎用本方。

2. 服药期间要少吃油腻甘甜以及煎炸食品。

3. 本方服用后可出现畅便，如大便每日超过 3 次，可减量服用。

4. 腹胀、嗳气，加厚朴 15g，紫苏梗 15g；胸闷、痰黄黏稠、大便干结者，加黄连 5g，姜半夏 10g，全瓜蒌 30g；胸胁苦满严重，大便秘，烦躁失眠，少腹部疼痛，舌质黯者，加桂枝 15g，茯苓 15g，丹皮 15g，桃仁 15g；胸闷痛、痰黏稠难咯者，配合排脓散（枳壳：芍药：桔梗按 3：2：1 的比例研细粉，通常每次 3~6g，一日 3 次。米汤调服，或用开水泡服代茶饮）。

【典型案例】

徐女，61 岁，155 cm/ 80kg。2019 年 3 月 19 日初诊。

病史：反复咳喘，进食后腹胀，夜半明显，每天凌晨 1 点钟方能入眠，鼾声大，大便 2 天 1 次。肥胖高血压 20 年，血脂高，腔梗。

体征：体胖，脸红，舌胖齿痕，咽红，腹部膨隆硕大，气喘声音明显。

处方：柴胡 20g，黄芩 15g，姜半夏 15g，枳壳 30g，白芍 15g，生大黄 10g，干姜 5g，红枣 20g。20 剂，5-2 服法。

2019 年 4 月 16 日：气喘明显好转，饱腹感好转，血压正常。原方加陈皮 20g，30 剂，5-2 服法。

（六）桂枝茯苓丸

【适用病证】支气管哮喘、慢性阻塞性肺病（COPD）、肺动脉高压、胸膜炎、胸腔积液、间质性肺炎、肺纤维化、反复肺部感染等见面黯红、胸闷痛、唇紫舌黯者。

本方有活血化瘀的功效，能改善心肺供血。

【应用参考】

1. 适用本方者，大多面红或紫红，腹部充实，左下腹触及抵抗感，或有压痛，头痛昏晕，失眠，烦躁，动悸，舌质黯或有紫点。

2. 部分患者药后会出现腹泻，可饭后服用或减量。

3. 孕妇慎用或忌用。

4. 胸闷痛、久咳憔悴者，加当归 15g，川芎 15g，丹参 15g；胸闷腹胀、面油者，加陈皮 20g，枳壳 20g，生姜 20g；胸闷、便秘者，加枳壳 20g，薤白 20g，全瓜蒌 30g。

【典型案例】

郁男，74 岁，160cm/70kg。2018 年 6 月 5 日初诊。

主诉：反复咳喘 9 年，呼吸困难，走路爬楼梯不能快；进食后腹胀。

既往史：2018 年 4 月住院诊断：慢性阻塞性肺疾病急性加重；心律失常，房颤、心功能不全；心脏瓣膜病变；脂肪肝。

体征：体中等，面部黯红油，眼袋明显；唇舌紫黯，舌底静脉瘀紫；腹部充实，两肋弓下抵抗感。

处方：桂枝 10g，肉桂 10g，茯苓 20g，赤芍 20g，丹皮 15g，桃仁 15g，当归 15g，川芎 15g，丹参 15g，枳壳 30g，陈皮 30g，干姜 10g，15 剂。

2018 年 6 月 25 日：药后气顺畅，但喘咳仍有，已能打麻将。原方续服。

2018 年 8 月 20 日：步行已不气喘，可登高 3 楼，舌底下静脉瘀紫好转。

三、胃肠病

胃肠病是临床常见病，相关的疾病种类繁多，常见的胃病和肠病如下：

1. 慢性胃炎：是指由于各种原因所致的胃黏膜慢性炎症改变。临床以上腹饱满、不适、隐痛为主要表现。慢性胃炎主要有慢性浅表性胃炎和慢性萎缩性胃炎，两者有时同时存在。

2. 胆汁反流性胃炎：常见于胃切除、胃肠吻合术后，也好发于中老年人。主要症状为上腹部饱胀感或不适，有隐痛或剧痛，常呈周期性发作，可伴腹胀、嗳气、反酸、烧心、恶心、呕吐、食欲减退和消瘦等；少数还可有胃出血。

3. 消化性溃疡：是指胃和十二指肠等处发生的溃疡，十二指肠溃疡较多见，男性多于女性，以青壮年发病率最高。临床表现为周期性、规律性、局限性的中上腹部疼痛，常伴有食欲减退、嗳气、反酸、恶心、呕吐等。

4. 反流性食管炎：是因为胃内容物反流至食管引起，常常发生于饭后，因为食管括约肌张力减弱或胃内压力高于食管而引起。

5. 非溃疡性消化不良：是一种功能性胃病，也有少部分属于轻度器质性病变。这种病在人群中的发病率高达10%。患者会有间歇性或持续性上腹隐痛或偶有剧痛及不适、恶心、呕吐、反酸、烧心等上消化道症状，但临床检查如胃镜、上消化道钡剂造影和肝胆胰 B 超等，并不能发现胃和其他脏器有引起这些症状的器质性病变或轻微病变。

6. 肠易激综合征：是指慢性、反复发作、以肠道运动障碍为主、难以用解剖异常解释的肠道症状群，即器质性病变已被排除的肠道功能紊乱。常表现为腹痛、腹泻、有大便急迫不尽感、便秘或便秘与腹泻交替、腹胀、肠鸣及排气等，有的粪便中带较多黏液。症状至少持续 3 个月。

7. 溃疡性结肠炎：是慢性非特异性溃疡性结肠炎的简称，为一种原因未明的直肠和结肠慢性炎性疾病。主要临床表现是腹泻、黏液脓血便、腹痛和里急后重。病情轻重不等，多反复发作或长期迁延呈慢性经过。本病可发生于任何年龄，以 20～50 岁为多见。男女发病率无明显差别。

胃肠疾病是中国人的常见病、多发病，中医在该领域临床经验丰富，不少经方疗效肯定，不仅有对病专方，也有调理体质的通治方。从整体切入，擅长调整体质状态，是经方的特点。另外，经方的副作用小，价格低廉。

对应不同个体特征，治疗胃肠疾病常选用下列经方：

（一）半夏泻心汤

【适用病证】胃肠病以上腹部不适、恶心呕吐为主诉者。本方适用于慢性浅表性胃炎、反流性胃炎、消化性溃疡、功能性胃病见心下痞、呕吐、下利而烦热者。

【应用参考】

1. 本方多用于体质较好的中青年男子的胃病，其人唇红、舌红、舌苔黄腻，多伴有睡眠障碍和腹泻倾向。

2. 消瘦、食欲不振、贫血者慎用。

3. 面色黯，舌质黯淡，加肉桂 10g；舌苔黄厚，腹痛，加制大黄 5g。

【典型案例】

王男，39 岁，181cm/85kg。2014 年 9 月 10 初诊。

主诉：恶心胃胀嗳气 1 年余。

现病史：去年查胃镜示：胃部息肉，疑似异位胰腺。晨起恶心吐酸，食后泛酸，大便 2 次 / 天，睡眠差。

体征：体壮，面油腻，腹软按之振水音，咽红，舌红苔黄腻。

处方：姜半夏 25g，黄连 5g，黄芩 15g，干姜 15g，党参 15g，炙甘草 15g，红枣 20g，10 剂。

2014 年 9 月 26 日：恶心反酸明显改善。原方续服 20 剂。

（二）半夏厚朴汤

【适用病证】 功能性胃病。患者有较多的主观症状，但检查无阳性发现。症状主要为腹胀、腹痛、咽喉有异物感、嗳气、恶心、食欲不稳定等。本方也可用于胃及食管反流症、小儿厌食症、神经性呕吐、食管痉挛、贲门失弛缓症、胃下垂、胃肠型感冒、肠易激综合征等。焦虑症、抑郁症、失眠等伴有消化道症状者，也可使用本方。

【应用参考】

1. 咽喉部异常感觉是本方的主治目标，特别是咽喉有较多黏痰，或者口舌有黏腻不适感者最为适合。

2. 症状明显的患者，本方服法应遵循仲景"日三夜一"的经验，以保证足够的药量。如作为维持量，也可改为每天服2次或1次。

3. 本方通常给予3～5天量，并采用间断性服用方法，如服3天停2天。

4. 使用本方应配合心理疏导。

5. 焦虑失眠、腹胀满者，加山栀子15g，连翘30g，黄芩10g，枳壳15g；四肢冷，腹痛，加柴胡15g，枳壳15g，白芍15g，炙甘草5g。

【典型案例】

黄男，65岁，171cm/75kg。2019年1月29日初诊。

病史：浅表性胃炎伴糜烂10年。现诉服西药后常胃痛，吃水果后胃中有不适感，自觉肚脐眼有物贴着，胃有胀气，嗳气，无饥饿感，大便可，入眠困难。担心胃病发展成癌症，心情不佳。

体征：体壮，双眼皮，眉头紧皱，表情丰富，脸红，唇黯红。表述拖沓、故事性。腹软舌底下静脉瘀紫，咽喉红，舌苔略腻，脉滑。

处方：姜半夏15g，厚朴15g，茯苓15g，苏梗15g，枳壳15g，栀子15g，连翘30g，黄芩10g，9剂，3-2服法。

2019年2月26日：药后症状明显好转，但停药后反复，无胃痛，只有不适感，腹部疼痛，部位变化，嗳气，两肋弓下有发胀的感觉，睡眠差。原方加陈皮20g，9剂，3-2服法。

（三）四逆散

【适用病证】功能性胃肠病。如胃炎、胃溃疡、胃神经官能症、胃下垂、肠道易激综合征、慢性结肠炎、习惯性便秘、结肠冗长、饮食积滞性腹痛等，见反复的腹痛腹胀，或便秘，或腹泻，发病与精神因素相关者比较适用。

【应用参考】

1. 本方多用于中青年患者，女性多见，其人体型中等偏瘦，面色黄或青白，上腹部及两肋下腹肌比较紧张，按之比较硬，四肢冷，脉多弦。

2. 本方多服久服，有人会出现腹泻、乏力感等，停药后消失。

3. 本方通常给予3～5天量，采用间断性服用方法。

4. 恶心呕吐、腹胀者，合半夏厚朴汤；头痛、失眠，加川芎15g。

【典型案例】

许男，29 岁，172cm/65kg。2016 年 6 月 6 日初诊。

病史：去年 5 月急性腹泻后，一直腹泻，日 3～4 次，一次比一次稀，见未消化物，矢气多。便时腹痛，小腹部、骶骨后有胀感不适，影响睡眠。下腹部常胀气（左侧较重）。

体征：体中，长脸细眼，唇红，肤色黄，腹肌紧张。

处方：柴胡 20g，白芍 15g，枳壳 15g，生甘草 10g，黄芩 15g，红枣 20g，7 剂。

2016 年 6 月 13 日：药后无腹泻，日 1～2 次，尚便后不尽感，骶骨后仍有胀感。原方颗粒剂 10 剂。

（四）大柴胡汤

【适用病证】 胃食管反流症、胆汁反流性胃炎、厌食、消化不良以及肠易激综合征、胆囊切除术后腹泻、脂肪肝腹泻、肠梗阻（粘连性、麻痹性）、习惯性便秘等。患者多见上腹部胀痛，进食后更甚，伴有恶心呕吐、反流、嗳气、食欲不振、口干口苦、便秘、舌苔厚等。剑突下常有压痛和胀满。

【应用参考】

1. 虽然腹泻，但见腹痛腹胀、舌苔厚者，仍然可以使用本方。

2. 本方宜空腹服用。

3. 本方通常给予 5 天量，服药后病情好转后，可以停服或小剂量间断性服用。

4. 嗳气、腹胀者，加厚朴 15g，苏梗 15g，茯苓 15g；咽喉红，胸骨后烧灼感，加山栀 15g；腹泻，大便黏臭，加黄连 5g。

【典型案例】

纪男，36 岁，171cm/76kg。2018 年 9 月 18 日初诊。

病史：反酸 3～4 个月，晚上 9 点后吃东西会加重，胃里有酸水上涌，从嘴鼻流出，因酸水起夜频繁。吃多胃胀，口气重。既往有食管炎、慢性胃炎、十二指肠溃疡。

体征：上腹部充实，有抵抗感，苔厚腻，唇红，脉滑。

处方：柴胡 20g，黄芩 15g，姜半夏 15g，枳壳 20g，白芍 15g，制大黄 5g，干姜 5g，红枣 20g，15 剂，5-2 服法。

2018 年 10 月 9 日：药后症状改善。原方加黄连 5g，15 剂，隔日服。

（五）小建中汤

【适用病证】 慢性萎缩性胃炎、胃及十二指肠溃疡、功能性胃病、慢性肠炎、习惯性便秘、不完全性肠梗阻、结肠冗长等见慢性腹痛者。其疼痛多为阵发性、慢性化。患者多有面色黄、心悸消瘦、喜食甜食、小腿抽筋、大便干结的特征。小儿的肠胃道疾病，如婴幼儿便秘、过敏性紫癜（胃肠型）、消化道溃疡、巨结肠病等，也有使用本方的机会。

【应用参考】

1. 本方是经典的理虚方，强壮性解痉止痛剂，适用于以腹痛、消瘦为特征的疾病，肥胖者、浮肿者慎用。

2. 经常恶心呕吐者，或经常咽喉肿痛者，不宜使用本方。

3. 面色黄、肌肉松弛、浮肿貌者，加黄芪 15g；食欲不振，消瘦，加党参 15g。

【典型案例】

盛男，62 岁。2017 年 1 月 9 日初诊。

病史：饥饿胃痛多年，2016 年 12 月 21 日胃镜：①食管炎；②十二指肠球部溃疡；③慢性胃炎。易下肢抽筋。

体征：脉弱重按无力，60 次 / 分。

处方：桂枝 10g，肉桂 5g，白芍 30g，炙甘草 10g，干姜 5g，红枣 30g，麦芽糖 50g，15 剂，5-2 服法。

2017 年 1 月 23 日：药后胃痛已无。

（六）理中汤

【适用病证】 虚寒性的胃肠病。临床表现为消化液分泌亢进，如呕吐清水或酸水、腹泻水样便或溏便，并有怕冷、口不渴，多涕、多涎、多尿等分泌物增多且清稀不臭者。慢性胃炎、消化性溃疡、功能性消化不良、慢性肠炎、肠易激综合征、肿瘤放化疗后等多见这种情况。

【应用参考】

1. 适用于本方者，面色多黄黯，消瘦，食欲不振，舌苔白。儿童、老人尤其多见。舌红脉数者，慎用。

2. 服用本方后三四日，可能出现浮肿，继续服用本方，浮肿可自然消失。

3. 本方通常给予 7 天量，症状缓解后应减量继续服用，以巩固疗效；也可用中成药附子理中丸。

4. 心悸、腹痛者，加肉桂 5g；口疮、腹泻者，加黄连 3g；全身状况差、脉微弱、精神萎靡者，加附子 10g。

【典型案例】

程男，28 岁，185cm/94kg，柔道运动员。2017 年 5 月 24 日初诊。

病史：胃胀 10 余天。饭后胃胀明显，比赛后更明显，服用达喜可缓解，HP（+）。食欲不佳，食不多，易反酸嗳气，易恶心呕吐，矢气频。近日口腔溃疡 4～5 天，口苦，大便 1 次 / 日，不黏不臭。曾服半夏泻心汤合栀子厚朴汤、甘草加大黄、肉桂效果不明显。

体征：肌肉坚紧，苔白舌黯，脉弱重按无力，脉率 65 次 / 分。

处方：干姜 15g，红参 10g，苍术 30g，肉桂 10g，桂枝 10g，砂仁 5g，白蔻仁 5g，红枣 20g，7 剂。（运动员不能用甘草）

2017 年 5 月 31 日：药后面色转润泽，食欲好转，胃胀反酸、嗳气、口腔溃疡皆减轻。诉说药味好。原方改干姜 10g，加白术 15g，红枣 30g，15 剂，5–2 服法。

（七）柴胡加龙骨牡蛎汤

慢性胃炎、肠易激综合征、胃肠神经症等胃肠病患者见有抑郁倾向者。临床表现为情感低落、兴趣丧失、自我评价下降、睡眠或食欲下降等症状，患者常诉说疲倦乏力、头晕头痛、胸闷心悸、失眠、胃痛腹胀、便秘或腹泻、性欲减退、体重减轻等。

【应用参考】

1. 使用本方者大多腹部充实，两胁下按之有抵抗感或僵硬感，大便干结等，如腹部松软、大便不成形者慎用。

2. 本方有缓泻作用，有些患者服药后可能会出现腹泻、腹痛，停药后即可缓解。

3. 腹泻或大便黏、肛门热痛者，加黄连 5g；焦虑不安、胸闷腹胀者，加栀子 15g，厚朴 15g，枳壳 15g。腹泻，可去大黄，加甘草 5g。

【典型案例】

王男，58 岁，186cm/64kg。2019 年 6 月 11 日初诊。

病史：胃病 30 年，吃得不多，餐后胃胀，食欲不振，无饥饿感，下腹部凉，怕冷，便秘，入眠困难，浅睡眠，梦多。

胃镜检查（2019年5月2日）：慢性胃炎，窦小中度慢性萎缩性胃炎伴肠上皮化生，窦大轻度慢性萎缩性胃炎伴肠上皮化生，HP（-）。

体征：脸色黄，脐跳明显，长脸，表情淡漠，体偏瘦，鼻尖红，脉细滑。

处方：柴胡15g，黄芩10g，姜半夏10g，党参15g，桂枝10g，茯苓15g，制大黄5g，龙骨15g，牡蛎15g，干姜5g，红枣20g，10剂，1-2服法，临睡前。

2019年7月2日：有饥饿感了，每日能排便，下腹部冷感减轻。餐多则腹胀，怕冷，易醒多梦，乏力。

处方1：原方1-2服法；处方2：柴胡15g，白芍15g，枳壳15g，生甘草5g，百合干30g，各10剂，交替服用。

（八）乌梅丸

【适用病证】 慢性胃肠病常规治疗无效，病情寒热虚实交错者。如克罗恩病、溃疡性结肠炎、细菌性痢疾、慢性胆囊炎、胆道蛔虫、胃及食管反流症、肠易激综合征、胃肠神经症、消化不良等见厥冷、腹绞痛、烦躁、呕吐腹泻者。

【应用参考】

1. 适用本方者多数营养不良，体质虚弱，脸色多黄，或青黄中浮红，手足多冰凉；其人多有焦虑、抑郁以及失眠；脉弦硬大而搏指；呕吐反流而腹痛、腹泻，或腹部绞痛；半夜或凌晨发病者居多。

2.本方药味极苦，中病即止。

3.本方通常给予 5 日量，如症状缓解可减量。

4.本方通常用原方。

【典型案例】

李男，41 岁，176cm/65kg。2013 年 4 月 20 日初诊。

病史：克罗恩病 6 年。入夜腹痛，发作时脐上鼓起，疼痛剧烈，影响睡眠。服激素可缓解症状 2～3 天。食量大，大便偏干。

处方：乌梅20g，黄连5g，黄柏10g，制附片10g，川椒5g，细辛5g，当归10g，肉桂10g，党参15g，干姜10g，蜂蜜一匙，10 剂，5-2 服法。

2013 年 5 月 31 日：腹痛已消失，能一觉睡到天亮，大便干结如羊屎，有白色黏液。自服用上方时激素开始减量，现已停用 1 周。原方续服，10 剂，5-2 服法。

2013 年 9 月 9 日：激素已停用 3 个月，病情稳定，无腹痛，体重略有增加。原方用红参5g。

翌年来诊，病情稳定，体重已明显回升。

（九）茯苓饮

【适用病证】 胸满腹胀、呕吐痰水、胃内漉漉水声、食欲不振者。

【应用参考】

1. 其人大多消瘦，面色黄缺乏光泽，唇舌黯淡，或面部轻度浮肿；腹壁软弱无抵抗，扁平，按压有胃内振水音和上腹部积气，腹部动悸明显。大多伴有头晕头痛、胸闷气短，脉弱，血压低。

2. 呕吐剧烈、烦躁头痛，合吴茱萸汤；头晕目眩，心悸者，合苓桂白术甘汤；恶心多痰，合半夏厚朴汤；胸闷痛，合茯苓杏仁甘草汤，或合桂枝枳实生姜汤。

3. 便秘用生白术，量可达30g以上，也可加麻仁。

【典型案例】

李女，39岁，160cm/48kg。2017年1月6日初诊。

病史：两年前产后情绪低落，之后经常胸闷心慌，心烦不安，食欲不振。近期胃胀胃痛，进食后明显，时反酸水，常大便不成形。经常头晕，入睡困难，或彻夜难寐。有玻璃体浑浊、干眼症。

体征：体瘦，面黄有斑，胃内有震水音，有脐跳，眼睑红，舌苔厚腻，脉弱重按无力。血压偏低。

处方：茯苓40g，党参15g，白术20g，枳壳20g，陈皮20g，干姜5g，桂枝15g，炙甘草5g，10剂。

2017年2月14日：药后腹胀减轻，睡眠好转。舌苔已薄，斑变淡。原方10剂，隔天服。

四、高血压

高血压是内科常见病多发病之一。世界卫生组织建议的血压判别标准：①正常血压，收缩压＜120mmHg和舒张压＜80mmHg。②成年人高血压，收缩压≥140mmHg和（或）舒张压≥90mmHg。③临界高血压，指血压介于上述二者之间。高血压病患者由于动脉压持续性升高，引发全身小动脉硬化，从而影响组织器官的血液供应，造成各种严重的并发症，其中以心、脑、肾的损害最为显著。

适应经方治疗的高血压类型：①用降压药效果不明显或副反应较大者；②伴有并发症者；③恐惧降压药，心理压力大，自觉症状明显者。

经方治疗高血压的优势：①改善症状，控制血压；②改善高血压患者体质，防止并发症，控制病情的发展。

对应不同个体特征，治疗高血压常选用下列经方：

（一）黄连解毒汤

【适用病证】原发性高血压见心率快、烦躁失眠者。

【应用参考】

1. 本方适用的体质大多体格强健，肌肉坚紧，面色红而有油光，目睛充血，多目眵，口唇黯红，舌质坚敛，脉滑数；易烦躁，常有睡眠障碍；皮肤常有疮疖，口舌易生溃疡，小便黄短等。中老年人多见。食欲不振者、贫血者、心率缓慢者、肝肾功能不全者慎用。

2. 黄连解毒汤味极苦，可配适量的生姜、红枣。一般来说，服药以后尚不觉太苦，且口内清爽者，大多药已对证；如服药后胃内不适、恶心呕吐，导致食欲不振者，则不适合。

3. 此汤剂难以久服，通常给予5～7日量，症状缓解后即可停服，或改为胶囊剂、丸剂，小剂量服用一段时间。

4. 胃内不适，加干姜10g，生甘草10g；大便干结，或有出血者，加生大黄10g。

【典型案例】

董男，35岁，168cm/75kg。2013年2月2日初诊。

病史：患者自去年秋天发现血压升高，一直服用西药降压，收缩压控制尚可，但舒张压控制不理想，目前血压水平为（120～130）/（90～100）mmHg，平素无明显不适，经常口干，头面部出油多，有脚气。既往有胆结石、湿疹、脂溢性脱发。

家族史：母亲高血压。

体征：体形充实，唇红，面油，秃顶，舌红，脉滑数，脉率108次/分。

处方：黄连5g，黄芩10g，黄柏10g，栀子10g，制大黄5g，干姜10g，生甘草5g，15剂，1-2服法。

2013年4月6日：服上方3天舒张压即降到80mmHg，遂停用降压药，舒张压又反弹至100mmHg，现采用上方加服半片降压药的方式服用至今已40天，舒张压稳定在85mmHg左右，且感觉很舒适。原方续服，15剂，3-2服法。

（二）泻心汤

【适用病证】高血压见烦躁、焦虑、头痛者，或脑溢血、蛛网膜下腔出血者。

【应用参考】

1.本方长期服用一定要顾及患者体质。适用于本方者多体格壮实，面色潮红而有油光；唇色红或黯红，舌质黯红，舌苔黄腻或干燥；腹部充实有力，或上腹部不适；大便干结或便秘；血压偏高，或血脂偏高，或血黏度偏高，心率快。无以上体征者，慎用。

2.急重症可以大量，病情轻缓当用小剂量。

3.大便不成形但黏臭、舌苔黄腻者，依然可以用本方。

4.面红，头痛，脉滑数，加黄柏10g，栀子15g；体格壮实、上腹部经常饱胀者，合大柴胡汤。

【典型案例】

张女，40岁，169cm/66kg。2018年10月9日初诊。

病史：2017年12月左主动脉夹层手术。现血压仍高。头晕，急躁，梦多，紧张时能听到心跳声。食欲旺盛，大便黏秘，有痔疮。

体征：面红油，痤疮，舌唇红，脐跳明显。

处方：生大黄10g，黄连5g，黄芩10g，15剂，沸水泡服，5-2服法。

2018年11月6日：头晕、心慌、便秘好转，脾气改善，睡眠改善。原方30剂。

（三）温胆汤

【适用病证】 临界高血压或初期高血压见有以下特点者：①血压临界或有波动，无心、脑、肾并发症表现；②主诉较多，症状严重，以头痛头晕、失眠多梦，尤其是多噩梦，易惊，恐惧感；③患者大多为中青年，体型中等偏胖，营养状况好，面部皮肤比较油腻；④"白大衣高血压"（WCH），即紧张后血压升高者。

【应用参考】

1. 用本方能改善睡眠、消除恐惧感，并能消除头痛、胸闷等躯体症状。

2. 通常给予7日量，有效后可间断性服用较长时间。

3. 伴有胸闷烦躁、失眠、心律快者，加黄连5g；伴有焦虑及腹胀者，加栀子15g，厚朴15g；伴有更年期症状的中老年女性的高血压患者，常常神志恍惚、百般无奈，而脉不滑、舌不红者，本方加酸枣仁 30g，知母 15g，川芎 15g。

【典型案例】

张女，55 岁。2016 年 5 月 16 日初诊。

病史：高血压病史 6 年以上。头晕恶心反复 4～5 年，空气不通畅处明显。服用降压药氯沙坦钾片血压控制尚可。尿频，胃胀，入睡困难、梦多。既往有面瘫。

家族史：父冠心病，高血压。

体征：体胖面圆，色黯黄。舌胖齿痕苔白腻，脉滑。

处方：姜半夏 20g，茯苓 20g，陈皮 20g，生甘草 5g，枳壳 20g，竹茹 10g，干姜 5g，红枣 20g，10 剂，5-2 服法。

2016 年 5 月 30 日：头晕消失，恶心除。血压药已减半，夜寐有梦。原方续服 10 剂，3-2 服法。

（四）大柴胡汤

【适用病证】 高血压伴有胆囊炎、胆石症、高脂血症、便秘者。患者大多体格健壮或肥胖，上腹部胀满，舌苔厚。

【应用参考】

1. 服药以后，大多可出现腹泻，一般以每天 2～3 次为宜。

2. 如长期服用，则需调整大黄的用量，以大便畅通为度。

3. 本方通常给予 7 日量，症状改善后，可减量继续服用，以改善体质。

4. 烦躁、舌红、脉数，加黄连 5g；面色黯红、便秘者，加桃仁 10g，茯苓 10g，丹皮 10g，桂枝 10g。

【典型案例】

某男，20 岁，172cm/109kg。2015 年 8 月 25 日初诊。

病史：高血压、肥胖、血脂偏高 2 年。现症状为乏力多汗，腹胀反酸；入睡难多梦，下半夜咳嗽。

体征：体胖圆脸，面油舌黯，脉滑、90 次 / 分，140/110mmHg。

处方：柴胡 30g，黄芩 15g，姜半夏 20g，枳壳 30g，赤芍 20g，制大黄 10g，干姜 10g，红枣 20g，黄连 5g，15 剂，5-2服法。

2015 年 9 月 1 日：体重有下降，血压 130/85mmHg。腹胀、夜咳、睡眠难明显好转。原方改生大黄 10g，30 剂，5-2服或隔日服。

（五）柴胡加龙骨牡蛎汤

【适用病证】 伴有抑郁倾向的高血压患者。患者多表现为疲劳感明显，意欲低下，睡眠障碍，情绪不稳定，工作效率下降，惊恐不安，多噩梦，或有胸腹悸动。

本方也可用于老人脑梗死以及脑血管性痴呆，表现为记忆力下降，思维迟钝，烦躁或失眠。

【应用参考】

1.根据大便情况调节大黄用量，保持每天 1～2 次大便为好。

2. 本方通常给予 7 日量，症状改善后可减量长期服用。

3. 在临睡前服用本方有利于睡眠。

4. 脑血管性痴呆、面红者，合桂枝茯苓丸；胸闷烦躁、失眠、腹胀，合栀子 15g，厚朴 15g，枳壳 15g。

【典型案例】

贺男，35 岁，172cm/70kg。2014 年 5 月 6 日初诊。

病史：发现高血压 3 年，长期血压稳定 155/110mmHg，服用尼群地平、卡托普利等降压药无效。先后服用荆芥连翘汤、大柴胡汤，身体热烦躁等症状改善，但血压控制不理想。上周血压升高，通常 180/100mmHg 以上，最高达 192/122mmHg。近来常头痛头晕，两眼发胀发涩，困倦，嗜睡。

家族史：父母均有高血压病。

体征：面油多，后背有痤疮，腹部充实，两肋弓下有抵抗感，咽喉暗红，舌暗红，苔厚，舌底静脉瘀紫。

处方：柴胡 12g，黄芩 6g，姜半夏 12g，党参 12g，桂枝 12g，茯苓 12g，制大黄 6g，龙骨 12g，牡蛎 12g，生石膏 12g，干姜 6g，红枣 15，10 剂，5-2 服法。

2014 年 5 月 20 日：药后 1 周血压控制较可，139/94mmHg（服中药期间未服降压药）。症状减轻。原方续服，每晚服 1 次，10 剂。

（六）黄芪桂枝五物汤

【适用病证】高血压伴有糖尿病、冠心病、动脉硬化、椎基底动脉供血不足等病见头痛、胸闷、气短、乏力等症状者。

【应用参考】

1.适用于本方者多为中老年人，面色黄黯，皮肤松弛干燥，容易浮肿，指甲黄厚，舌黯，脉弦涩微。面红油光、舌红苔黄者慎用。

2.使用本方要询问食欲，如食欲旺盛者适用，如进食后腹胀、腹痛者不适合。

3.本方适宜于长时间服用。

4.如果自汗、浮肿，黄芪的用量可加大。

5.眩晕、头痛、气短者，加葛根30g，川芎15g；伴有心肾功能损害的Ⅱ期、Ⅲ期高血压患者，见浮肿、腰腿痛者，加怀牛膝30g。

【典型案例】

沈某，男，63岁。2005年11月就诊。

病史：糖尿病、高血压、脑垂体瘤、膜性肾炎、重度睡眠呼吸暂停综合征病史。现主诉头晕，如醉酒后感或感冒发烧感，降压药等日服10余颗。效果不明显。食欲旺盛，疲劳乏力，腰酸腿软。检查：尿隐血（+++），180/100mmHg。

体征：体格魁梧，面色黄暗，腹部松软，舌体胖大质嫩。

处方：生黄芪60g，肉桂6g，桂枝10g，赤芍15g，白芍15g，干姜6g，红枣20g，怀牛膝30g，川石斛30g，丹参12g，葛根30g。

疗效：此方服用2月余后，血压稳定在140/80 mmHg，疲劳感消失，下肢有力，腰酸不显，脸色有光。

（七）真武汤

【适用病证】高血压Ⅱ～Ⅲ期、高血压性心脏病、充血性心力衰竭、高血压合并肾功能不全等，患者见面色黄黯或苍白无光，反应迟钝，精神萎靡，浮肿貌；常有肢体震颤，步态不稳，甚至无法站立；主诉以头晕、心悸、乏力、多汗为多；脉沉细，舌胖大苔滑者。

【应用参考】

1. 本方适用的患者大多有脑心肾疾病、消化系统及内分泌系统疾病，重要脏器功能常有损害。中老年人多见。体格壮实的高血压患者慎用。

2. 附子有毒，需要先煎。用量如达10g，应先煎30分钟；如30g以上，必须先煎60分钟以上，待药液不麻舌方可服用。

3. 本方通常给予7日量，症状缓解、血压平稳后，可间断性服用。

4. 舌体胖大，舌黯紫，心悸，加肉桂10g；血压不稳、心功能不全者，加红参10g，肉桂10g；汗出、失眠多梦、惊恐不安者，合桂枝 15g，甘草 5g，龙骨 15g，牡蛎 15g。

【典型案例】

马女，70 岁。1964 年 4 月 17 日初诊。

高血压病已 3 年。头晕头痛，耳鸣不聪，劳累则加重，形体日渐发胖，小便有时失禁，晚间尿频，痰多，怕冷，手足偏凉；饮水则腹胀，饮食喜温，不能吃生冷。血压230/118mmHg。六脉沉细，右甚；舌偏淡，苔滑。属阳虚水逆。治宜温阳镇水，健脾化痰。

处方：川附片 6g，茯苓 9g，生白术 6g，白芍 6g，生姜4.5g，法半夏 9g，生龙骨、生牡蛎各 12g。

4 月 25 日复诊：头晕减轻，睡眠好转，血压210/108mmHg。脉舌如前。原方加五味子（打）3g，龟板12g。

5 月 7 日三诊：头晕、头痛已轻微，精神好转，已能上班，小便正常，痰明显减少。舌红苔薄，脉沉细滑。原方加橘红4.5g，白芥子（炒）6g。药后，血压维持在 200/100mmHg 左右，自觉症状明显减轻。(《蒲辅周医疗经验》，有删节）

（八）桂枝加葛根汤

【适用病证】脑梗死、脑供血不足导致的头痛眩晕、视力下降、耳鸣、失眠健忘、震颤等。中老年人居多；面色苍白或黄黯，憔悴，缺乏光泽；易出汗，舌淡红或黯紫，脉浮弱。

【应用参考】

1.消瘦不明显，或皮肤松弛而下肢浮肿者，可去甘草，加黄芪30g；肤色黄黯、皮肤粗黑者，加麻黄5g；头痛，头晕，加川芎15g；便秘，苔厚，加大黄5～10g。

2.此方服后可能出现牙痛、虚弱感、饥饿感、头面部发热感、便秘等，只要原有症状改善，不必改方，减少服用量即可。

【典型案例】

潘女，64岁，161cm/46kg。2016年9月7日初诊。

病史：脑梗死病史4年。现头痛头皮发麻（风吹更甚），视力模糊，健忘（就诊时自带记录纸）手抖，睡眠易醒，下肢冰冷，大便不成形。

体征：体瘦，面黄黯，唇紫舌黯，皮肤干，腹直肌拘急，下肢静脉曲张。

处方：桂枝10g，肉桂10g，赤芍10g，白芍10g，葛根40g，生甘草5g，干姜5g，红枣20g，川芎20g，10剂，5-2服法。

反馈：药后头痛、头面发麻明显改善。

（九）续命汤

【适用病证】 以四肢瘫痪、麻木以及失语为临床特征的突发性疾病。其人多敦厚壮实，腹部较充实，脸色黄黯，皮肤粗糙干燥；有受凉暴感风寒的诱因，或有喘鸣、面目浮肿、项背酸痛、身体拘急等。现在多用于格林－巴利综合征、急性脊髓炎、脑干脑炎、低钾综合征、神经根炎、面神经麻痹、脑卒中、脑肿瘤、帕金森综合征等。

【应用参考】

1. 去人参，加黄芩，名西州续命汤，治风湿腰脚挛急疼痛。

2. 去当归，加附子、防风、芍药、防己、黄芩，名千金小续命汤，治卒中风欲死，身体缓急，口目不正，舌强不能语，奄奄忽忽，神情闷乱者。

3. 徐灵胎经验，小续命汤去附子、桂枝，加大黄，治痰火中风。

4. 出血性中风、血压过高者、脉大而硬者，慎用。

【典型案例】

刘男，75岁，162 cm/60 kg。2019年11月18日初诊。

病史：高血压多年，2019年7月28日患脑梗后失读、失语，词不达意。右手肿胀，活动不灵活。咽中有痰。

体征：面颊暗红，眼睛充血，眼袋明显，唇紫暗红。舌面水滑，苔黄厚腻。

处方：生麻黄10g，桂枝15g，杏仁15g，生甘草5g，生石膏30g，当归10g，川芎15g，生晒参10g，干姜10g，姜半夏15g，14剂，餐后服。

2019 年 12 月 9 日：药后说话虽然无改善，但愿意讲话了，眼睛有神，右手部肿缓解。水滑苔消失，唇紫暗红。原方续服。

五、糖尿病

糖尿病是以糖代谢紊乱为主要表现的临床综合征。由遗传和环境因素共同作用引起。由于胰岛素分泌量少，或作用缺陷引起碳水化合物、脂肪、蛋白质、水和电解质等代谢紊乱，以慢性（长期）高血糖为主要特征。临床中、晚期多表现为"三多一少"，即多饮、多食、多尿、体重下降；严重者可发生糖尿病酮症酸中毒、非酮症高渗性昏迷或乳酸性酸中毒；长期糖尿病可致眼、肾脏、心脑血管、胃肠、泌尿等多系统损害，也是致残、致死的主要原因。

临床常见的糖尿病为2型糖尿病，也称为非胰岛素依赖型糖尿病，是人体无法有效利用胰岛素的结果，主要是因体重过重和缺乏运动所致。其特征：①发病缓慢，常没有或很少有糖尿病症状；②不依赖胰岛素，无酮症发生倾向，但遇感染及应激反应时可发生酮症；③多数发病于40岁以后，与遗传有关，肥胖者多见。

糖尿病的并发症最为严重。糖尿病性视网膜病变是失明的一个主要病因，约50%的糖尿病患者会出现神经损害，常见症状是麻刺感、疼痛、麻木或手脚酸软；足部神经和血管损害增加了患足部溃疡的可能，最终导致截肢。10%～20%的糖尿病患者死于肾衰竭，约50%的糖尿病患者可能死于心血管疾病（主要是心脏病和中风）。

经方治疗糖尿病的优势在于改善体质，预防和治疗并发症，提高生活质量。适合使用经方的糖尿病类型为使用胰岛素或口服药物血糖控制不理想的，或出现并发症的，或有其他非糖尿病相关症状但无有效治疗措施的。

对应不同个体特征，治疗糖尿病常选用下列经方：

（一）葛根芩连汤

【适用病证】糖尿病见口渴、多汗、头晕痛、乏力、脉数者。

【应用参考】

1. 适用本方者，大多体格壮实，满面油腻，头晕，项背强，怕热多汗，汗出黏臭，腹泻，口干口腻，口气重，舌黯红，脉数滑，血糖居高不下。

2. 本方是糖尿病早、中期的基本方，通常给予半月量，症状缓解后仍需较长时间服用。

3. 大便干结或黏腻臭秽，加制大黄10g；舌黯紫，加肉桂10g。

【典型案例】

王男，44岁，178cm/（90～95）kg。2012年4月30日初诊。

病史：血压、血糖偏高5年余。餐后血糖在15mmol/L左右，头晕，偏头痛，汗多，稍动即汗，阴雨前腰部酸痛，纳寐可，大便日一次，偏稀。后背少许痤疮。

家族史：父亲高血压、糖尿病。

体征：体壮，面部油光，舌黯红。

处方：葛根60g，黄连5g，黄芩10g，生甘草5g，肉桂10g，制大黄5g，10剂，5-2服法。

2013年10月14日：空腹、餐后半小时及餐后2小时血糖均在12mmol/L左右，药后血压降至130/80mmHg左右，体重稳定。

处方：葛根60g，黄连15g，黄芩15g，生甘草10g，制大黄10g，肉桂10，2-1服法，15剂。

（二）黄连汤

【适用病证】糖尿病性胃病的胃轻瘫，见食欲不振，恶心呕吐，嘈杂烧心、腹痛腹胀、口苦口臭，或口腔溃疡等证。

【应用参考】

1. 适用本方者，其人多瘦弱黄黯，腹部多扁平，腹肌菲薄而缺乏弹性。舌质黯淡，苔白厚或厚腻或水滑。脉弱脉无力，空大，或细弱，大多心率缓慢。大多为伴有失眠多梦，以及焦虑、胸闷、心悸、自汗等精神神经症状。或有抑郁或酒精成瘾等。小便不畅无力、少腹部拘急或不仁等。

2. 头痛、腹冷痛者，加吴茱萸10g，肉桂10g。或另外加服附子理中汤。便秘，加制大黄5g。方中黄连的用量可根据血糖高低适当增减。

【典型案例】

江某，男，45岁，177cm/72kg。2017年9月20日初诊。

病史：糖尿病近2年。体重下降30余斤，疲劳。食量小，食多则胃胀口苦。睡眠浅。空腹血糖7～8mmol/L。

体征：面色苍白，贫血貌，脉空大，血压116/74mmHg。

处方：肉桂10g，桂枝10g，黄连5g，生晒参10g，党参10g，姜半夏15g，干姜5g，炙甘草5g，红枣15g，10剂。

2018年3月28日：药后消化道症状基本消失，睡眠改善，能睡6～7小时，血糖值有3个月左右稳定，春节后血糖增高，今血糖7mmol/L。

（三）白虎加人参汤

【适用病证】 糖尿病见烦渴多饮，口舌干燥，便秘、多汗或易汗，形体消瘦者；或糖尿病酮症酸中毒（DKA）表现为乏力、食欲减退、多饮多尿、头晕头痛者。

【应用参考】

1. 适用于本方者，大多明显消瘦，皮肤白净而少光泽，大便干结如栗，口渴感十分明显，汗多，怕热喜冷，唇舌正常或偏淡，舌面多干燥。皮肤黯黑者、黄肿者、满面红光者，均非本方所宜。

2. 口干渴甚、大便干结者，加生地20g，玄参15g，麦冬30g；口臭、牙龈肿痛、口腔溃烂者，加黄连15g。

3. 人参是本方中主要药物。别直参、白参和红参有同样疗效。

【典型案例】

周某，男，39 岁，农民。1963 年 10 月 4 日住院。

发病已 2 月余。现病史为口渴多饮，逐渐加重，有难忍的饥饿感，食量增多，倍于常人，饮水量住院时一昼夜达 15 磅，尿多，体容消瘦，面色红润，眼光有神，充血，左侧下颌部有已愈疮痕一处，凹陷 1cm。脉诊近于正常，细审稍洪有力。精神焦虑，有疲劳感，心下痞硬。为处白虎加人参汤 5 日量，从开始限制食量，为每餐软米饭一大碗（米重 150g），未做严格食疗。

3 日后渴减，饮水量相应减少，1 周后在限制食量下已无饥感。以后渴、饮、尿量续减，续服前方 1 个月，自觉症状接近消失。(《古方医案选编》中集)

（四）五苓散

【适用病证】糖尿病烦渴而小便不利、糖尿病胃轻瘫及腹泻、肥胖型糖尿病伴有脂肪肝、痛风者。

【应用参考】

1. 其人渴感严重，口渴而不喜欢饮水，或喜热饮；喝水即吐，或胃内不适或有振水声；小便量少，或浮肿，或浮肿；大便水泻，或大便不成形；舌胖大、质嫩、边齿痕，苔白厚腻或水滑苔。

2. 服用后不宜吃生冷食物及饮料，多喝热开水为宜。少吃高能量食品。

3. 腹胀，不思饮食，口苦口腻，呕吐恶心，舌苔白腻，合平胃散（苍术 20g，厚朴 15g，陈皮 15g，甘草 5g）；水样便，可加葛根 50g，干姜 10g。

【典型案例】

和州人某来谒曰：仆年五十有余，从来未曾有疾，今虽既老，犹矍铄，饮食倍少壮时，自以为昔时好牴角之戏，故血气周流如此。自客岁丁巳春，食饵又三倍于少壮。至今年，添渴，饮水数升，未尝腹满。顷自警，以数合为度，夫能食能饮如此，理当肥，而瘦日甚，他无所苦。先生诊之，问其他。答曰：唯腹皮麻痹，小便频数耳。乃与五苓散，服之而渴愈。（《金匮要略今释》卷四引《续建殊录》）

（五）黄芪桂枝五物汤

【适用病证】糖尿病中后期，见肢体麻木，或反复的皮肤感染及溃疡经久不愈者。

【应用参考】

1. 适用本方的患者大多体胖，面黄黯，肌肉松弛，腹部松软硕大，唇舌紫黯，多汗而下肢浮肿，易于饥饿或低血糖反应。

2. 本方是糖尿病中后期的基本方，通常给予 1 月量，需较长时间服用。

3. 糖尿病多汗，重用黄芪 60～120g。

4. 糖尿病心脑血管病变，见胸闷、活动后气促、心绞痛等，脑血管病变有脑梗死、脑萎缩等，合葛根、川芎、丹参。

5. 糖尿病肾病水肿、严重高血压，合桂枝茯苓丸、四味健步汤（石斛 30g，怀牛膝 30g，赤芍 30g，丹参 15g）。

【典型案例】

白男，75 岁，170cm/75kg。2019 年 2 月 25 日初诊。

病史：糖尿病，脑梗死，房颤病史。全血细胞减少症 2 月余（2019 年 1 月 4 日：白细胞计数 1.7×10^9/L）。昼夜汗多，经常大汗淋漓，气喘胸闷，走路则喘，乏力，身痛，食欲佳。

体征：脸黄黯，舌淡紫，脉弱。

处方：生黄芪 30g，桂枝 10g，肉桂 10g，赤芍 20g，干姜 10g，红枣 15g，15 剂，5-2 服法。

药后汗减少，有力，脸色好转，诸症减轻。

（六）桂枝茯苓丸

【适用病证】糖尿病见下肢皮肤发黑溃疡，或脑梗死、脑血栓时。患者多见面色黯红，唇舌黯紫，皮肤干燥或起鳞屑，或皮肤溃疡，以下肢为明显；下腹部充实或压痛，脐两侧尤以左侧下腹更为明显；易头昏头痛、失眠，易烦躁、发怒、情绪易激动；易记忆力下降，思维迟钝，语言謇涩。

【应用参考】

1. 本方多用于糖尿病的中后期，需要长时间服用。

2. 糖尿病足，合黄芪桂枝五物汤、四味健步汤。

3. 心脑血管病，加葛根50g，川芎15g，丹参15g；糖尿病肾病，肌酐、尿素居高不下，且大便干结者，可加大黄10g，怀牛膝30g，石斛30g；浮肿、蛋白尿，加黄芪30～60g。

【典型案例】

某女，60岁，162cm/65kg。2010年12月14日初诊。

病史：糖尿病20年，已失明。腰以下冰凉疼痛，下肢发黑浮肿，按之硬而疼痛，下肢时抽筋，专科建议截肢。

处方：生黄芪60g，桂枝10g，肉桂10g，赤芍20g，怀牛膝30g，川石斛30g，丹参20g，丹皮15g，茯苓15g，桃仁15g，葛根60g，川芎15g，干姜10g，红枣15g，7剂，每剂服1～2日。服用3个月。

2014年4月19日（距初诊3年多）：下肢浮肿不明显，色素沉着消退，趾甲已不脱落。双手麻木。原方续服。

2019年2月26日：上方服9年，整体状态可，服药期间没有住院。原方改川芎20g，继续服用。

（七）肾气丸

【适用病证】 糖尿病中后期出现并发症，如糖尿病肾病见小便无力或尿失禁，尿量多色清者，或糖尿病皮肤病见局部发热、瘙痒、苔藓化者，或溃疡久不愈合、色黯肉僵者，或糖尿病排尿障碍及阳痿等。

【应用参考】

1.适用于本方者，大多年龄大、病程长，并发症较多。其人多见消瘦憔悴，面色偏黑或面红如妆，皮肤干燥松弛或有浮肿貌，缺乏光泽。腹诊可见下腹壁软弱松弛，按压如棉花，无抵抗感。易疲劳，常腰痛，足膝酸软无力、下半身发冷麻木，或有浮肿。脉象弦硬而空大，轻按即得；舌嫩胖大满口，或嫩红，或黯淡，或无苔。

2.本方宜常服，能改善体质，减轻糖尿病慢性并发症。

3.汤剂取效后可改用丸剂。

4.本方加车前子15g，怀牛膝30g，名济生肾气丸，有调节膀胱内压力、改善糖尿病代谢及神经功能等作用，能改善糖尿病患者的排尿障碍、发热感、性欲减退、阳痿、起立眩晕、腹泻、便秘等症状。

【典型案例】

范某，男，45岁，168cm/72kg。2017年7月19日初诊。

病史：糖尿病3年余。下肢乏力（下楼腿发软尤甚），膝盖痛，食欲好，有尿等待。

体征：脸黯黑，眼圈黯，眼充血，舌淡红，唇黯，下肢皮肤干燥浮肿，舌胖大，血压130/90mmHg（已服药）。

处方：怀牛膝 30g，车前子 15g，制附片 10g，肉桂 10g，生地 30g，山萸肉 20g，茯苓 20g，山药 20g，丹皮 15g，泽泻 20g，川石斛 20g，15 剂，5-2 服法。

2017 年 8 月 30 复诊：8 月 12 日开始服用至今，改善明显。下肢有力，行走已不晃，下肢已不冷。性功能改善。脸红好转有光泽，血糖 7～8mmol/L。原方 20 剂。

（八）桂枝加芍药生姜各一两人参三两新加汤

【适用病证】血糖控制不理想，极度疲劳、身体疼痛麻木，消瘦明显、面色苍白、舌黯淡者。本方多用于糖尿病的并发症，如糖尿病周围血管病变、糖尿病周围神经病变、糖尿病视网膜病变、糖尿病肾病等。

【应用参考】

1.本方适用者多体重下降明显，皮肤苍白干燥，极度疲劳。脉多浮大而弱或沉细无力，舌质多黯淡。

2.消瘦，多加人参；关节疼痛，加白术附子；溃疡久不愈合，加黄芪。

【典型案例】

某男，57 岁，175cm/ 67kg。2018 年 4 月 16 日初诊。

病史：糖尿病 7 年。近 2 个月体重下降 5kg。全身疼痛麻木，汗出受风则浑身发抖，易感冒。晨起进食后困倦欲眠。曾住院诊断：糖尿病视网膜病变，糖尿病肾病，糖尿病周围血管病变，糖尿病周围神经病变。

体征：消瘦、面色黄黯，腹软，皮肤湿润，舌淡胖齿痕苔腻，脉虚弦大。

处方：桂枝15g，肉桂10g，白芍20g，炙甘草5g，生晒参15g，干姜10g，红枣15g，7剂。

2018年5月7日：汗出怕风明显好转，体重增加1kg，面色改善，上午精神大有好转，胃口增加。原方加赤芍续服。

六、失　眠

　　失眠是指患者对睡眠时间或睡眠质量不满意，并且影响到白天社会功能的一种主观体验。常见的失眠形式包括：睡眠潜入期长，入睡需要时间超过 30 分钟；睡眠维持困难，夜间觉醒次数超过 2 次或凌晨早醒，睡眠质量差，噩梦频繁；睡眠维持时间不足 6 小时；第 2 天清晨感到头晕、精神不振、嗜睡、乏力等。约 50% 的失眠伴有各种精神疾病，抑郁症、焦虑症、恐惧症、精神分裂症、老年性痴呆、强迫症、边缘性人格障碍等，均可以出现失眠。而抑郁症与失眠的关系尤为密切。

　　经方治疗失眠的特色在于整体治疗，通过体质的调整来缓解躯体症状，改善抑郁、焦虑等不良情绪，从而提高睡眠质量。由于中药不是强烈的镇静药，没有化学安眠药的"药物依赖"及"次日残余效应"等副作用。

　　对应不同个体特征，治疗失眠常选用下列经方：

（一）柴胡加龙骨牡蛎汤

　　【适用病证】以失眠、情绪低落、心悸易惊为主要症状的精神心理疾病，如抑郁症、焦虑症、恐怖症、躁狂症、精神分裂症等。对伴有失眠的高血压、脑动脉硬化、脑萎缩、老年性痴呆，以及以失眠为伴有症状的慢性胃炎、肠易激综合征以及慢性前列腺炎、性功能障碍等，也有效果。

【应用参考】

1. 适用本方者大多腹部充实，两胁下按之有抵抗感或僵硬感，脐部按压有明显的腹主动脉的搏动感，大便干结等。如腹部松软、大便不成形者慎用。

2. 本方缓泻，有些患者服药后可能会出现腹泻腹痛，停药后即可缓解。

3. 本方通常给予 7 天量，症状缓解后，可减量继续服用半月以上。

4. 本方一般早晚餐后服用。如果每天服用一次的，可以晚上服用，以帮助睡眠。

5. 焦虑、腹胀，舌红咽红者，加栀子 15g，厚朴 15g，枳壳 15g；躁狂、便秘者，加桃仁 15g，芒硝 10g，甘草 5g。

【典型案例】

赵女，27 岁，172cm/60kg。2015 年 5 月 12 日初诊。

病史：情感双向障碍 6 年。受成长环境影响，缺乏自信，有自闭倾向。焦虑，遇事易激惹，不欲与人接触，食欲旺盛。幻想多，诉"经常梦及虫蛇，梦境重复"。

体征：体瘦，面黄，鹅蛋形脸，眉发黑，表情淡漠。面部散在痤疮。腹诊脐跳明显，右下腹压痛。舌尖红。

处方：柴胡 15g，黄芩 10g，姜半夏 15g，党参 10g，桂枝 15g，茯苓 20g，制大黄 10g，龙骨 15g，牡蛎 15g，干姜 5g，

红枣 20g，栀子 15g，15 剂。症减后改隔天服用。

2015 年 6 月 9 日：药后自控能力较前好转，暴躁情绪减少，噩梦减少。诉没有安全感，"若看到电视中车祸场景，自己坐车时常会联想此景，进而非常恐惧"，尿频，入睡晚，觉醒后疲劳感明显。嘱原方加山药 15g，隔天 1 剂。

2017 年 1 月 3 日：患者表情自然，自诉已服药 1 年，用量由每天 1 剂到隔天服，到每周 2 剂，再到一周 1 剂。现在症状改善比较明显，做梦少，心情变好，月经正常，睡眠浅，但已无失眠。仍不能受刺激，情绪易波动。嘱原方续服，一周 1 剂。

（二）温胆汤

【适用病证】伴有恐惧感的失眠。其特征为：失眠，多噩梦；胆怯，易惊恐；虚烦，精神恍惚，抑郁，注意力无法集中；头昏眩晕、胸闷、心悸、自汗、恶心呕吐等。本方对创伤后应激障碍（PTSD）、神经症、恐惧症、焦虑症、产后抑郁症、高血压、冠心病、脑震荡后遗症、更年期综合征、精神分裂症等有效。

【应用参考】

1. 适用本方者大多体型偏胖，皮肤油腻有光泽，圆脸居多；目睛大而明亮，有光彩，眼神飘忽不定。大多有焦虑或抑郁心境，发病与过度惊恐、突发性事件过多有关。儿童、青年、女性多见。

2. 本方通常可给予 7 日量，症状减轻后仍可以间断性服用较长时间。

3. 本方经常与酸枣仁汤、半夏厚朴汤、栀子厚朴汤等同用。

4. 胸闷烦躁、失眠、心律快者，加黄连 5g；嗜睡、面黄、脉缓、乏力者，加麻黄 5g；头痛、眩晕、抽动，加天麻 10g；肌肉痉挛、抽搐，加全蝎 5g，蜈蚣 10g。

【典型案例】

某女，33 岁，162cm/ 63kg。2018 年 6 月 6 日初诊。

病史：创伤后应激反应 1 年，加重 3 个月。诱因为临产时胎儿无胎心音，紧急麻醉未起效即剖腹。现诉易惊恐，怕黑暗，比如过隧道则胸闷心慌。对声音大会惊吓，梦多，易出汗，易担忧。

体征：体胖，大眼睛、双眼皮，唇厚，舌尖红。

处方：姜半夏 20g，陈皮 20g，茯苓 25g，枳壳 20g，竹茹 10g，生甘草 5g，干姜 5g，红枣 20g，9 剂，3-2 服法。

2018 年 6 月 20 日：睡眠改善，惊恐症状缓。

处方 1：原方；处方 2：姜半夏 20g，茯苓 20g，厚朴 15g，苏叶 10g，生姜 5 片。各 10 剂，交替服，日服 4 次。

2018 年 7 月 18 日：过短的隧道已无反应，噩梦少。药后身体有轻松感。

（三）四逆散

【适用病证】心理压力过大所致的失眠，大多入睡困难，需要刻意追求睡意，营造特别的睡眠环境，并伴有一些躯体症状，如胸闷、心悸、烦躁、头痛、四肢冷、恶心呕吐、腹胀腹痛、便秘或腹泻等。

【应用参考】

1. 本方多用于中青年患者，女性多见，其人体型中等偏瘦，面色黄或青白，上腹部及两胁下腹肌比较紧张，按之比较硬，四肢冷，脉多弦。

2. 顽固性的失眠，患者精神状态佳，无憔悴、萎靡之态，面色发青或发黯、肌肉坚紧、皮肤干燥甚至脱屑，舌质黯紫或有紫点者，加当归10g，川芎15g，桃仁15g，红花5g。

3. 神经症的失眠、腹胀、咽喉异物感等，本方合半夏厚朴汤。

4. 本方多服久服，有人会出现腹泻、乏力感等，停药后消失。

5. 本方通常给予3～5天量，采用间断性服用方法。

【典型案例】

王女，43岁，162cm/58kg。2017年5月17日初诊。

病史：失眠1年余。在床上翻来覆去，睡不着，前天晚上整夜睡不着。一点点小动静（如小狗喝水）都会吵醒，睡眠讲究需侧睡抱枕头。每个星期都有 3～4 天，冬天要把脚手伸到被子外面，燥热感就像有个蜡烛在烤的感觉，但摸上去冰凉。工作是医药销售人员，小孩正是高三，压力非常大。

体征：脸黄有色斑。肋弓下抵抗感，手凉，舌黯红，脉细弦。

处方：柴胡 20g，白芍 20g，枳壳 20g，生甘草 15g，当归 15g，川芎 15g，桃仁 15g，红花 5g，7 剂。

2017 年 5 月 22 日微信反馈：3 剂药后手心烫热已除，失眠改善，嘱续服。

（四）栀子厚朴汤

【适用病证】失眠见舌尖红，咽喉充血，并有睡眠障碍、心境障碍者。患者多见胸闷烦躁，入睡困难或无法深度睡眠、易醒早醒，并有腹胀满、食欲不振、大便困难等不适症状。

【应用参考】

1. 本方有轻缓泻下作用，部分患者服用后大便不成形或腹泻。

2. 本方久服易导致眼圈发黑或面色发青，停服后可以消退。

3. 胸闷、多汗、咽喉不适者，可加连翘 30g；有咽喉异物感或黏痰多者，合半夏厚朴汤。

【典型案例】

王男，15 岁，180cm/ 60 kg。2019 年 3 月 26 日初诊。

病史：头痛头昏 3 年，影响学习，加重 1 年，休学。每周"感冒"，胸闷心慌，喘不过气，身体热，自诉呼气灼热，食欲旺盛，但胃胀，入睡难、易醒，大便干，前段时间鼻衄，小时候鼻衄频发，喜欢打游戏。扁桃体腺样体已切除，手术后曾出现剧烈头痛。

体征：眉毛头发浓密，双眼皮大眼睛，眼睑通红，唇红，舌尖有红点，剑突下轻度压痛，脉滑。

处方：姜半夏 15g，厚朴 15g，茯苓 20g，苏梗 15g，黄芩 15g，栀子 20g，连翘 30g，枳壳 15g。3-2 服法，15 剂。

2019 年 4 月 16 日：症状好转，入眠好转，头痛消失，仍有头昏头重，服药期间腹泻 3～4 次，呼热气，偶有鼻衄。原方 15 剂。

（五）酸枣仁汤

【适用病证】 生活辛苦多操劳的中老年女性的失眠。其人消瘦、皮肤干枯，唇口苍白；患者平时容易疲劳，易烦恼、心情紧张不易放松、情绪不稳定，易激惹，不定愁诉，精神恍惚，可有轻度焦虑或抑郁。本方还可以用于更年期综合征、焦虑症、抑郁症、癔病、疑病症、梦游、精神分裂症、失眠症、嗜睡症、神经衰弱、冠心病、心绞痛、偏头痛等，有改善睡眠的效果。

【应用参考】

1. 适用本方者大多舌苔薄白或少苔。舌苔厚腻者慎用。

2. 本方滑肠，腹泻或大便不成形者慎用。

3. 多梦、惊悸、眩晕者，合温胆汤；有腹胀、咽喉异物感者，合半夏厚朴汤；恍惚不安，口干舌燥，和百合知母汤；盗汗自汗，加浮小麦；大便干结，加生地黄。

【典型案例】

杨某，女，48岁，158cm/52kg。2019年5月22日初诊。

病史：偏头痛始于5岁，经常发作，常吃止痛片。血压易波动，血压高时有紧张恐惧感。入睡困难，12点后才可入眠。自诉有呼吸浅表感，有潮热感；时有呕吐，背痛，脖子僵硬感。

体征：体瘦，肤色白，眼睑不红，下嘴唇微微颤抖，腹软，脐跳，舌红，脉率105次/分。

处方1：酸枣仁30g，川芎15g，知母15g，生甘草10g，茯苓20g；处方2：百合干30g，知母15g，浮小麦30g，炙甘草10g，红枣30g。各7剂，两方隔日交替服用。

2019年6月12日：头痛缓解，睡眠改善，无梦，血压稳定，工作时测血压130/80mmHg。大声说话后仍头晕气短，舌尖有刺麻感，大便较干。

处方1：原方；处方2：原方加生地黄15g。各10剂 服法同前。

（六）黄连阿胶汤

【适用病证】严重的睡眠障碍，常常极度疲惫但无法入眠，甚至彻夜难寐，并有入夜烦躁，而白昼稍安的特点。患者多伴有注意力不集中，或记忆力下降，或胸闷，或心悸，或心动过速等。本方能用于发热性疾病后期的烦躁失眠以及出血以后的失眠。焦虑症、抑郁症、老年性痴呆等也有应用的机会。

【应用参考】

1. 适用于本方者以女性患者居多，其人唇红、舌质红绛或口腔糜烂溃疡；有出血倾向，或月经少而黏稠色深红，或有先兆流产等。

2. 本方不宜长期服用，通常给予 7 天量，等症状缓解后，即应减量。

3. 长期大量服用黄连，可以导致食欲下降，故本方适用于食欲旺盛者。

4. 伴有出血，加生地黄 30g；大便干结，加大黄 10g。

【典型案例】

某女，29 岁，163cm/52kg。2016 年 7 月 4 日初诊。

病史：因乳腺手术后服中药阳和汤（含有麻黄），致睡眠障碍，已经持续 45 天。入睡困难，严重时彻夜难寐，服用短效安眠药（左匹克隆片）仍每小时醒 1 次。入夜身热汗出，多梦，手心发热，牙龈出血，时有便秘。肤白唇红。

处方：黄连 5g，黄芩 10g，白芍 15g，阿胶 10g（另烊），7 剂，临服加鸡蛋黄 1 枚。

2016 年 7 月 11 日：睡眠改善，已停服安眠药，睡眠时间增长，入睡时间提早至 11 点，虽夜醒 4 次，但第 2 天精神可。原方续服。

2016 年 7 月 25 日：睡眠每晚有 6 小时以上，上床 1 小时能入睡，面色好转，便秘改善。

（七）麻黄附子细辛汤

【适用病证】阳虚失眠。患者见面色黄黯或暗黑，精神萎靡，困倦思睡而不得安卧，或出现日夜颠倒。或有怕冷无汗、头痛、腹痛、腰痛、牙痛等。女性多有月经滞后或闭经、量少或淋漓不尽等。

【应用参考】

1. 适用本方者，脉多沉。如脉象浮数，或虚缓无力者，慎用。有心脏病、房颤、心衰者，慎用。

2. 本方不宜久服、常服，如服药睡眠改善后，即可停药。

3. 本方不宜空腹服用，容易导致发汗过多或心悸心慌，如果出现这种反应者，可喝糖汤，或嚼食桂圆肉、红枣等。

4. 麻黄附子细辛汤可以单用，也可适当加味。大便不成形、怕冷，或月经色淡，加干姜 10g，炙甘草 5g；消瘦、面黄，加肉桂 10g，生姜 20g，炙甘草 5g。

【典型案例】

邓女，51 岁，164 cm /55 kg。2018 年 3 月 28 日初诊。

病史：失眠半年。难眠易醒多梦，白天昏沉，眼睛不想睁开。牙痛，已两月没上班，自述常觉舌苔厚刮舌苔。

体征：面黄，眨眼频，舌白苔满布，舌颤。

处方：生麻黄 5g，附子 10g，细辛 5g，桂枝 15g，炙甘草 5g，龙骨 15g，牡蛎 15g，干姜 5g，红枣 20g，7 剂，餐后服。

2018 年 4 月 4 日：药后第 5 天能睡着了，一觉睡天亮，白天精神。原方加白芍 20g，10 剂，晨服半剂。

（八）真武汤

【适用病证】 更年期失眠多用。患者多见面目浮肿、疲惫困倦，常常彻夜不眠或仅仅朦胧而已；或有大便不成形、食欲不振，或小便不利，或有汗出、头晕心悸，甚至头重脚轻、肢体震颤等。

【应用参考】

1. 本方适用的患者大多有脑心肾疾病、消化系统及内分泌系统疾病，大多患有甲状腺功能低下或肾上腺功能低下，重要脏器功能常有损害，中老年人多见。年轻人的失眠慎用。

2. 附子有毒，需要先煎。用量如达 10g 以上应先煎 30~60 分钟；如 30g 以上，必须先煎 60 分钟以上，待药液不麻舌方可服用。

3.本方通常给予7日量，症状缓解后，本方可间断性服用。

4.自汗、盗汗，加桂枝15g，甘草5g，龙骨15g，牡蛎15g。

【典型案例】

某女，54岁，168cm/66.7kg。2017年7月26日初诊。

病史：失眠3月。入睡难、睡眠时间短，仅3～4小时。烘热汗出，下肢无力，疲劳感明显。近期发现甲减TSH6.17mU/L（0.27～4.2mU/L）。

体征：脸黄黯，舌有齿痕。

处方：制附片15g（先煎30分钟），桂枝15g，白芍15g，白术20g，茯苓20g，龙骨15g，牡蛎15g，炙甘草5g，干姜5g，红枣20g，15剂，5-2服法。

2017年10月18日：睡眠特香，从晚上9点睡到早上7点。上方停服1月余，近又失眠。原方30剂。

（九）桂枝加龙骨牡蛎汤

【适用病证】焦虑性失眠见有性梦或多梦，或心慌自汗盗汗者。多用于焦虑症、更年期失眠以及大病后虚弱、小儿缺钙等。

【应用参考】

1. 适用于本方者多见白瘦、脉浮大而弱，或面红油亮而下肢冰凉，或脐腹部动悸感明显，或气喘而头昏，或汗出淋漓，并有性梦或性功能障碍者。

2. 舌苔薄白者适用；大便不成形、腹胀者慎用。

3. 食欲不振者，加山药30g；汗多、短气、头昏眼花者，加五味子5g，浮小麦30g。

【典型案例】

杨男，53岁，169cm/49kg。2018年10月16日初诊。

病史：8年前食管癌手术，有残胃炎、胃糜烂性溃疡。近年来失眠，常有梦遗，心慌，盗汗，食欲差，反酸等。

体征：体瘦面黄，脐跳明显，腹部平，舌体胖边有齿痕，脉弦滑重按无力。

处方：桂枝10g，肉桂5g，白芍15g，炙甘草5g，红枣5g，龙骨15g，牡蛎15g，红枣20g，10剂，5-2服法。

2018年10月30日：睡眠改善，心慌、反酸好转，梦遗消失。原方加山药20g，20剂，5-2服法。

（十）甘麦大枣汤

【适用病证】脏躁失眠。多用于抑郁症、焦虑症、更年期综合征患者的失眠。患者多为女性及儿童。患者平素多有面带哭貌，性情不开朗，神志恍惚，言行失常，无故悲伤，易于落泪，或哭叫无节。大多有受惊吓、或情感受挫等诱因。本方对小儿癫痫、小儿夜惊症、小儿夜啼、小儿多动症、夜游症、盗汗等也有效果。

【应用参考】

1. 适用本方者大多消瘦，脸色缺乏红光，贫血貌。全身肌肉紧张，或四肢僵直，或腹直肌多拘挛如板状，但亦有软弱者。

2. 本方可以作为食疗方，三药熬粥，制成面包等食用。

3. 焦虑、心悸、多汗、口干、脐跳者，可与柴胡桂枝干姜汤（柴胡 20g，桂枝 15g 或肉桂 10g，干姜 10g，天花粉 20g，黄芩 15g，牡蛎 10g，炙甘草 10g。以水 1200mL，煮取汤液 300mL，分 2～3 次温服）隔日分别服用。

4. 易恐惧、多噩梦者，合温胆汤；舌红憔悴，皮肤干燥，月经量少者，加百合干 30g，生地黄 30g。

【典型案例】

某女，67 岁，158cm/50kg。2018 年 8 月 21 日初诊。

病史：失眠伴心慌 20 年。曾有自杀史。长期服用艾司唑仑。近一两年来体重突然下降，情绪异常暴躁，经常彻夜不眠，夜里翻身不停，梦话多，常从床上掉下来。平时行为异常，有恐惧感，有悲伤，健忘，常诉背沉不适，常用手捶背。焦躁易怒，口咸，眼干，口干，汗多，便秘干结，多天排便一次。

体征：体瘦肤白，脸色憔悴，皮肤粗糙，满脸皱纹，坐立不安，动作频多，肢体动作幅度大，动作不协调。舌淡红苔光，脉细，手掌干燥。

处方：浮小麦50g，炙甘草20g，红枣50g，百合干30g，熟地黄20g，15剂。症减隔天服。

2018年11月13日：睡眠好转，夜间安稳许多，没有出现滚下床的情况，情绪较稳定。原方加生地30g，20剂，隔天服。

2019年4月23日：睡眠好转明显，情绪稳定。就诊时神情安定，无手脚乱动现象。

七、肾脏病

肾脏病是一种严重危害人类健康常见病的统称，主要包括不同类型的肾炎、急性肾衰竭、肾结石、肾囊肿等等。本手册推荐的处方主要用于慢性肾脏病。慢性肾脏病（简称CKD）是绝大多数的肾脏疾病（肾小球肾炎、隐匿性肾炎、肾盂肾炎、过敏性紫癜肾炎、红斑狼疮肾炎、痛风肾、IgA肾病、肾病综合征、膜性肾病、糖尿病肾病、高血压肾病、小管间质性肾炎、多囊肾等）的统称。相关流行病学资料显示，我国人群中慢性肾脏病（CKD）的发生率约为11% ～ 13%，据此，我国CKD患者超过1亿。（刘志红：中国肾脏病诊治三十年回顾与展望，中国实用内科杂志，2012年第1期）该群体的中医干预是一个值得开拓的领域。

肾脏病的发生，除了包括肾脏本身疾病以外，还包括由全身系统性疾病累及肾脏的疾病，例如糖尿病肾脏病、狼疮性肾炎等。因此，个体化治疗是关键。经方治疗肾病应遵循"有是证用是方"的原则，重在识别方证，抓住适用人群，因人选方。肾脏病的治疗非常困难，缓解肾脏病进展，控制并发症是主要目标。

对应不同的个体特征，治疗肾脏病可以选用下列经方。

（一）桂枝茯苓丸

【适用病证】 肾病见瘀血者。糖尿病肾病、痛风性肾病等多用。

【应用参考】

1. 本方为活血化瘀方，主治以腰部以及下肢疼痛为特征的瘀血性疾病。无瘀血者慎用。

2. 适用本方者多面色潮红或黯红，唇色黯红，舌质黯紫；皮肤干燥易起鳞屑，特别是下肢皮肤更为明显；或小腿易抽筋，或下肢浮肿；腹部大体充实，易便秘、腰腿疼痛无力等。

3. 通常合四味健步汤（本人经验方：赤芍30g，石斛30g，怀牛膝30g，丹参20g）。少腹部充实、便秘，加制大黄；四肢麻木，下肢溃疡，加黄芪。

【典型案例】

王男，22岁，175cm/60kg。2016年12月5日初诊。

病史：诊断慢性肾衰FSGS型1年。实验室检查：尿蛋白（+++），肌酐221μmol/L（62～125μmol/L），尿酸476μmol/L（150～420μmol/L），超声见左肾90mm×89mm，右肾84mm×83mm（台州市中心医院2016年12月5日）。易扁桃体发炎，易咽痛，眠差多梦早醒，小便泡沫多，大便2天1次，偏干。

体征：体瘦，面唇暗红，咽红，眼睑红，心口背部皮肤发红无痒，脐周轻压痛，脐跳，双少腹充实轻压痛，偶腰痛。舌尖红，苔黄腻，脉滑，96次/分。

处方：桂枝15g，丹皮15g，赤芍15g，桃仁15g，茯苓15g，制大黄15g，怀牛膝30g，15剂。

2016年12月19日：药后大便日3次，质稀，肌酐及尿酸皆有下降，尿蛋白同前。尿蛋白（+++），肌酐201μmol/L（62～125μmol/L），尿酸441μmol/L（150～420μmol/L）（台州市中心医院2016年12月17日）。原方改生大黄10g，15剂。

2019年12月2日：一直服用上方，日常生活无障。尿素氮8.3mmol/L，肌酐227μmol/L（62～115μmol/L），尿酸494μmol/L，尿蛋白（+++）（2019年11月29日）。

处方：制大黄100g，怀牛膝300g，肉桂100g，茯苓150g，丹皮15g，桃仁150g，赤芍150g，黄芩100g，蜜丸，每日10g，临睡服。

（二）黄芪桂枝五物汤

【适用病证】肾病综合征、慢性肾病、多发性骨髓瘤见浮肿、蛋白尿者。

【应用参考】

1.适用本方者体型多偏胖，肌肉松弛，皮肤缺乏弹性。面色黄黯或黯红，舌胖大紫黯，嘴唇黯，四肢末端紫黯，指甲多黄厚；腹部大而松软，按之无抵抗感以及痛胀感，食欲旺盛；

下肢多有浮肿，局部皮肤干燥或发黯，四肢易麻木；容易乏力、头晕、气短、多汗，运动后加重。心脑血管病多见，中老年人多见。

2. 自汗、遇风鼻塞者，合白术、防风；蛋白尿居高不下、浮肿明显，加怀牛膝；舌体胖大、脉沉者，合真武汤。

3. 如腹胀、食欲不振，黄芪减量。

4. 本方可长期服用。

【典型案例】

范男，29岁，176 cm/90 kg。2017年3月29日初诊。

病史：1年前无明显诱因出现急性肾衰竭二度，目前已无明显不适。唯易乏力，易饥。实验室检查：肾功能，肌酐103μmol/L（59～104μmol/L），尿酸514μmol/L（150～420μmol/L），eFR85.4[＞90mL/（min·1.73m）]；尿常规：尿蛋白（++），隐血（+）（2016年10月）。

体征：体格壮实，面色黄，双下肢水肿。脉沉66次/分。

处方：生黄芪30g，桂枝15g，白芍15g，白术20g，防风15g，干姜5g，红枣20g，15剂，5-2服法。

2017年5月16日：药后乏力感较前减轻，下肢浮肿减轻。实验室检查：肾功能：肌酐76μmol/L（57～97μmol/L），尿酸452μmol/L（208～428μmol/L），eFR116.2[＞90ml/（min·1.73m）]。尿常规：尿蛋白（+++），隐血（±）（2017年5月3日）。原方20剂，5-2服法。

2018 年 10 月 7 日微信反馈：上方续服至今，疲劳时有点腿肿，一个月发 3～4 次，1～2 天就消肿（原来未服用中药前持续水肿时重时轻）。自从服中药后，西药全部停服。至今未化验。

（三）荆芥连翘汤

【**适用病证**】年轻女性的 IGA 肾病、狼疮性肾炎。

【**应用参考**】

1. 此方是后世方，但其组成可以看作是四逆散、黄连解毒汤、四物汤的加味方。

2. 适用本方者以青年人女性多见，其人面色潮红有油光，唇红饱满，咽喉充血，舌红。易于过敏，易患痤疮、扁桃体肿大、鼻窦炎、疱疹、口腔溃疡、牙龈出血等。女性易有盆腔炎、宫颈糜烂、阴道炎等。

3. 本方苦寒，食欲不振者，年老体弱、脸色发青、眼圈发黑者慎用。肝功能异常者忌用，使用本方 2 个月以上应检查肝功能。

4. 本方不宜长期大剂量服用，症状缓解后，可逐步减量。

【**典型案例**】

胡某，女，38 岁，165cm/67kg。2019 年 3 月 19 日初诊。

病史：系统性红斑狼疮 15 年，肾功能不全。实验室检查：尿素氮 12.27mmol/L，肌酐 139.2μmol/L，尿酸 478.8μmol/L，总胆固醇 6.01mmol/L，尿蛋白（＋）（2019 年 3 月 3 日）。易疲劳，劳累后心悸，口干渴，易紫癜，有潮热，手心发热，入眠困难，心情不好，易发脾气，大便时干时稀。停经 1 年。

体征：脸色苍白，表情淡漠，皮肤干燥，贫血貌，脸部浮肿。舌红苔厚黄燥，腹软，脉滑。两下肢浮肿。

处方：荆芥 15g，防风 15g，柴胡 15g，茯苓 20g，连翘 20g，枳壳 10g，桔梗 10g，薄荷 5g，生甘草 15g，白芷 10g，当归 10g，白芍 15g，生地 15g，川芎 10g，黄芩 15g，黄连 5g，黄柏 10g，栀子 10g，5-2 服法，15 剂。

2019 年 6 月 25 日：诉口干渴不明显了，身体有力气了，泼尼松减量 2 片／日。实验室检查：肌酐 122μmol/L，尿素氮 9.5mmol/L，β_2 微球蛋白 4.3μg/mL（1～3μg/mL），尿酸 239μmol/L，总胆固醇 8.2mmol/L（2019 年 5 月 26 日）。原方去栀子，20 剂，隔日服。

（四）小柴胡去姜加黄柏白芍汤

【适用病证】女性的 IgA 肾病、狼疮性肾炎、干燥综合征肾病等。

【应用参考】

1. 其人的热象比荆芥连翘汤证为轻，大多唇舌偏红，食欲欠佳，易过敏、易口腔溃疡，月经色红量大者。

2. 如服用激素后食欲旺盛、面红者，加生地 30g。

【典型案例】

张某，女，19岁，160cm/56 kg。2018年6月4日初诊。

病史：系统性红斑狼疮1个月。2018年5月18日出院记录：系统性红斑狼疮，狼疮性肾炎，狼疮累及胃肠道。易流鼻血，食欲旺盛。既往有荨麻疹、过敏性紫癜。对海鲜过敏。已经服用激素。

体征：体中肤白，唇红，脸部胖，眼睑红，手心有汗，舌尖红，胖有齿痕，脉99/min。

处方：柴胡20g，黄芩15g，姜半夏10g，党参10g，生甘草5g，白芍15g，黄柏10g，生地20g，干姜5g，红枣20g，15剂，1/2服法。

2018年7月17日：24小时尿蛋白定量599mg（24～141mg）（2018年5月3日）。原方15剂，1/2服法。

2018年10月30日：药后舒服，饭量减少。24小时尿蛋白定量145mg（24～141mg）。原方去干姜，20剂。

2019年6月4日：24小时尿蛋白定量125mg（24～141mg）。上方续服，每周服2剂。

2019年10月16日：24小时尿蛋白正常，体重下降，近来脱发。原方（2018年8月20日）加墨旱莲20g，20剂，每周服3剂。

（五）柴归汤

【适用病证】 女性的 IgA 肾病、狼疮性肾炎、干燥综合征肾病等。伴有月经不调或量少，或不孕等。

【应用参考】

1. 适用本方者，多见脸色黄，明显的疲劳感，情绪低落或抑郁，怕风冷，身痒痛，面部或两下肢轻微浮肿，月经量少或闭经，性欲减退。

2. 患者多伴有桥本病、自身免疫性肝病、类风湿关节炎、慢性荨麻疹等免疫性疾病。

3. 皮肤瘙痒，加荆芥、防风；小便隐血，加旱莲草、女贞子。

4. 服用本方后出现发热，不必用抗生素，可将本方柴胡加量，等待其体温自然恢复正常。

5. 此方可以采用一剂服 2 天或者隔日服用的办法，一般服用 3 个月甚至半年以上。

【典型案例】

黄某，女，32 岁，160cm/60kg。2014 年 4 月 15 日初诊。

病史：IgA 肾病病史 6 年，病情尚稳定，2013 年 6 月淋雨后出现尿蛋白、尿隐血，近来复查尿蛋白（-），隐血（++），红细胞 55。有慢性咽炎，今年 1 月份已手术摘除扁桃体。此后月经后下肢袜口附近经常出现紫癜。平素月经量少，腰酸，后背冷，关节痛，易感冒，青霉素过敏，皮肤划痕征阳性。舌淡红。

处方：荆芥 15g，防风 15g，柴胡 15g，黄芩 10g，姜半夏 10g，党参 10g，生甘草 5g，当归 10g，川芎 15g，白芍 20g，白术 15g，茯苓 15g，泽泻 15g，干姜 10g，红枣 30g，1/2 服法，15 剂。

2014 年 5 月 20 日：药后月经量增多。原方续服 15 剂。

2014 年 9 月 2 日：药后月经前后皮下紫癜减少，月经第 2 天涌出感。尿常规：潜血（＋），尿蛋白弱阳性，红细胞 29 个 / 高倍视野（2014 年 8 月 19 日）。

（六）黄连阿胶汤

【适用病证】肾病患者伴有干燥综合征、血小板减少等病，出现口干舌燥，或皮下紫癜、牙龈出血、鼻衄者。

【应用参考】

1. 适用本方者女性多见，其人皮肤白或面色潮红，昔润今糙，唇红舌红目红，肌肉较坚紧；失眠多梦，身热，心悸或心动过速，脉数；易皮下紫癜、易鼻衄，易腹痛便血；月经多提前，或经间期出血，血色多鲜红而质地黏稠，或有血块；舌质多深红，或有口腔溃疡。

2. 出血明显，大便干结，加生地、大黄。

3. 本方黄连的用量较大，不宜长期服用，症状缓解后即应减量。食欲不振者慎用。

【典型案例】

李女，62岁，159 cm/42.8 kg。2017年8月2日初诊。

病史：慢性肾炎（血尿性）5年。近几月体重突然下降，乏力加重，经常口腔溃疡，时有牙龈出血，下午下肢无力行走困难，胸闷，入睡难，夜寐早醒，进食有烧心感，便干结栗，时有出血，食欲一般，大便1次/日。既往有室性早搏、慢性食管炎、胃炎。实验室检查：尿常规：隐血（++），白细胞27；红细胞580000/mL，75%形态多形。（2017年7月26日）

体征：咽喉红，舌尖红。

处方：黄连3g，黄芩15g，白芍15g，阿胶10g（另烊），生地30g，炙甘草10g，红枣20g，10剂，5-2服法。

2017年8月30日：隐血指标正常，尿隐血消失。入睡困难及早醒好转，行走时心慌、腿抖均改善50%，幸福感大增。尿常规：红细胞（-），隐血（-）（2017年8月22日）。原方续服20剂。

（七）越婢加术汤

【适用病证】 尿酸盐肾病，即痛风性肾病。

【应用参考】

1.适用本方者以中老年男性多见，其人体格壮实或肥胖，皮肤黄白有浮肿貌，腹部按压比较充实，易患皮炎湿疹，脉象有力；容易出汗，口渴喜饮；多见关节肿痛，特别是膝关节肿大，常有无法站立、行走困难。

2. 本方服用后，可能出现发汗或小便增多。

3. 高龄老人、体弱多病者，或营养不良者，慎用或忌用。

4. 关节痛剧者，加附子15g；关节红肿，加黄柏；血脂高，加泽泻；面色黯红、便秘者，合桂枝茯苓丸。

5. 据传统用药习惯，浮肿者，用白术；腹胀、苔厚腻者，用苍术。

【典型案例】

王某，男，35岁，174 cm/100kg。2019年3月11日初诊。

病史：痛风2～3年，服用降尿酸西药非布司他。今年已经3次发作，左右脚都发作。疲劳则脚僵疼痛，脚后跟疼，易出汗多，后发际毛囊炎复发9年。喜油腻食物，以前喝啤酒多，食欲可，大便一日2～3次。轻度脂肪肝。

体征：体胖壮，虎腰熊背，腹部硕大，肤白，舌尖红，舌底静脉充盈，舌边齿痕，脉滑。

处方：生麻黄10g，生石膏40g，生甘草5g，苍术30g，泽泻60g，干姜5g，红枣20g，黄柏10g。15剂，5-2服法，餐后服用。

2019年9月19日：药后痛风无发作，后头毛囊炎消退。咽喉有异物感，有黏痰，清嗓子，温度变化吃冰冷食物后腹泻，口渴每日喝至少1500mL水。处方改五苓散合半夏厚朴汤，10 剂。

（八）济生肾气丸

【适用病证】慢性肾病见面色黑、消瘦憔悴、小便点滴或有腹水或下肢浮肿者。

【应用参考】

1. 适用本方者多面色偏黑或黯黄少光泽，脉象弦硬，舌胖大嫩红；脐以下松软无力；食欲旺盛，但易疲劳，时常出现烦热感；或心悸胸闷，或头昏，或腰膝酸软，或下半身冷者。

2. 头痛、血压居高不下者，可以加白菊花、枸杞。

3. 大便干结、舌质紫黯者，可合桂枝茯苓丸。

【典型案例】

（1）常熟东门外颜港桥老虎灶内小童年，10 岁，先因肾囊作胀，常熟俗名鸡肶臕，觅单方服。延 40 日后，肢瘦腹胀，脐突而高，作喘，肾囊胀亮，茎肿转累，如螺如索，小便六七日未通，奄奄一息。余诊之，思如此危症，难于下手。急进济生肾气汤大剂，附、桂各一钱，倍车前、苓、泻。服 2 剂，小便渐通，一日数滴而已。后服之五六剂，小便渐畅，茎亦直而不转矣。再以原方减轻，服 20 剂，腹胀亦消，唯形瘦不堪，后以参苓白术散调理而瘥。将近十龄之童，前后服桂、附各两余，所谓小儿纯阳一语，亦不可拘执也。（《余听鸿医案》）

（2）倪某，女，74 岁，155cm/50 kg。2016 年 11 月 15 日

初诊。

病史：高血压 40 余年。尿毒症已经开始血液透析 4 个月，每周 3 次。现诉疲劳，易饥，小便量极少，大便 2～3 次 / 天，常腹泻，早醒，右下肢易抽筋。

体征：体瘦，面黄暗，唇暗，下肢轻度浮肿，干燥如鱼鳞，脉弦大而弱、76 次 / 分，舌质嫩红。

处方：怀牛膝 30g，车前子 20g，制附片 10g，肉桂 10g，熟地 30g，山萸肉 20g，山药 20g，丹皮 15g，茯苓 15g，泽泻 15g，15 剂。

2017 年 5 月 10 日：上方一直服用至今，药后精神转佳，脸色好，下肢不利好转，小便量增。原方加桂枝 10g，14 剂，每天服 1 剂。

（九）小建中汤

【适用病证】紫癜性肾炎见腹痛便秘者。

【应用参考】

1. 适用本方者多面色黄，喜甜食，易饥饿，脉弱，舌苔薄而不厚。如面红油亮、咽痛、舌苔黄腻者，本方慎用。

2. 服用本方可出现肠鸣、腹泻，可减少白芍的用量。

【典型案例】

陈女，38 岁，161cm/53kg。2013 年 8 月 24 日初诊。

病史：过敏性紫癜 4 年。近月 3 次肉眼血尿。平素易饥，喜甜食，低血糖症状明显，手足心烫。

体征：舌紫黯有紫点，脉重按无力。

处方：桂枝 10g，肉桂 5g，白芍 30g，炙甘草 10g，干姜 10g，红枣 30g，麦芽糖 50g，5-2 服法，10 剂。

2013 年 10 月 12 日：肉眼血尿未再发，精神转佳，体重增加至 55kg 左右，低血糖亦未发作。原方续服 15 剂，1/2 服法。

2013 年 11 月 26 日：至今肉眼血尿未再发作。

八、肿　瘤

肿瘤有良性肿瘤与恶性肿瘤之分。良性肿瘤生长缓慢，不发生转移，可手术根治，不复发，预后良好。如脂肪瘤、血管瘤、纤维瘤等。恶性肿瘤又称癌，多数生长迅速，可发生转移，除了早期发现以外，一般不宜手术切除，常易复发，根治困难，可致命，预后差。如肝癌、肺癌、肠癌等。

肿瘤治疗的手段目前主要有手术切除、化疗、放射线疗法、介入疗法、中医药治疗等，另外，热疗、冰冻疗法、光化学疗法、生物疗法、基因疗法等也有开展。现阶段采用任何单一的治疗方法都常难以取得最佳的效果。因此，除一些早期肿瘤的特殊类型以外，大多数肿瘤的治疗原则是综合治疗，其中包括中医药治疗。

目前中医能治疗的肿瘤患者主要有两类：一类是经过以化疗为主的西医综合治疗一段时间后，疗效评价为无效，或由于化疗毒副作用较大，患者难以耐受或拒绝进一步化疗的晚期肿瘤；第二类是由于年龄较大、体质差或重要脏器功能受损等原因难以耐受常规剂量的联合化疗和放疗的晚期肿瘤。

经方治癌几乎无痛苦，副作用极小，且成本低廉，患者易于接受。

经方治疗肿瘤的基本思路：第一是调整体质状态，改变肿瘤生存环境；第二是缓解症状，提高生存质量；第三，不着眼肿瘤的大小，而重视生存期的延长，力求达到人癌长期共存。

对应不同个体特征，治疗肿瘤常选用下列经方：

（一）炙甘草汤

【适用病证】 癌症晚期出现恶液质或者肿瘤放化疗后体质极度虚弱者。临床以羸瘦、贫血、心律不齐、大便干结难解者最为有效。以食道癌、胃癌、肺癌、血液癌、口腔癌应用较多。肿瘤化疗过程中导致心脏损害者也可以使用。

【应用参考】

1. 适用本方者大多贫血，无贫血者效果欠佳。

2. 本方中有地黄、阿胶，剂量过大可能导致食欲下降和腹胀、腹泻。

3. 食欲素差、体质柔弱者，用量宜小，可以一剂服用2～3天。

4. 服用本方期间，患者宜食用一些动物蛋白，特别是猪蹄、牛筋、鸭翅、鸭爪等含有胶质的食物。

【典型案例】

汤某，女，89 岁，155cm/55kg。2013 年 12 月 6 日初诊。

病史：吞咽困难近 5 个月，1 年不到体重下降 5kg。胃镜病理诊断为食管黏膜低分化癌，倾向鳞癌。

体征：脉率三五不调，脉率 58 次 / 分，舌淡嫩。

处方：炙甘草20g，肉桂5g，桂枝10g，麦冬30g，生晒参10g，阿胶10g，生地黄50g，生姜15g，大枣60g，火麻仁10g，黄酒5匙入煎，水煎服，2-1服法，10剂。

2014年7月22日：共服用上方35剂。近半年尚可进食，体力恢复。原方加天冬15g，20剂，1-3服法。另嘱多吃红烧猪蹄、蹄髈、牛筋、糯米粥。

2014年12月随访：一切安好。

（二）小柴胡汤

【适用病证】肿瘤伴有发热、恶心呕吐者。特点：其发热反复持续，伴有怕冷怕风，其人全身状况较好，体重下降不明显，无贫血，有抑郁倾向。胃癌、肝癌、肺癌、血液系统肿瘤应用较多。

【应用参考】

1. 本方合五苓散、当归芍药散、半夏厚朴汤、四逆散，用于全身状况较好、无贫血肿瘤患者的体质调理。

2. 有怕风、身体疼痛、或有过敏史者，加荆芥15g，防风15g；白细胞低下者，加枸杞15g，女贞子15g，墨旱莲15g；淋巴瘤、淋巴细胞性白血病以及肿瘤转移出现淋巴结肿大者，加连翘30～60g；消瘦、食欲不振者，加麦冬30g。咳嗽吐黄痰、便秘者，加黄连5g，全瓜蒌30g。

【典型案例】

张某，男，67 岁，教师，174cm/70 kg。2019 年 1 月 9 日初诊。

现病史：肺腺癌中期术后。现诉胸痛明显、呻吟不止。华山医院 2018 年 12 月 18 日放射诊断：肺癌术后，右肺门影增浓，右肺可疑小结节影及斑片影，结合 CT 检查；右侧胸腔少量积液及轻度胸膜反应。失眠，夜尿频，严重时 10～60 分钟 1 次，时有头痛。食欲可。

体征：身体右侧肋下有带状疱疹，腹部无压痛。脉弦滑，舌黯红，舌苔干腻而厚。

处方 1：柴胡 20g，黄芩 15g，姜半夏 15g，党参 15g，生甘草 5g，黄连 5g，全瓜蒌 30g，红枣 20g，干姜 5g，7 剂，早晚分服。

处方 2：芦根 50g，生薏仁 50g，冬瓜仁 50g，桃仁 15g，7 剂，煎汤代茶。

2019 年 1 月 23 日：药后胸痛减轻，已无呻吟，睡眠好转，夜尿好转至 3 次，大便微有拉稀。原方 20 剂，5-2 服法。

（三）柴苓汤

【适用病证】肿瘤伴有发热、恶心呕吐、腹泻者。多用于慢性淋巴细胞性白血病、慢性粒细胞性白血病、肺癌、肠癌、肝癌、卵巢癌、乳腺癌等。

【应用参考】

1. 适用本方者，其人面色黄或有水斑，或有浮肿或体腔积液；怕风冷，皮肤痒或红疹，身体疼痛；舌暗淡胖大，边有齿痕。

2. 怕风冷，皮肤痒，加荆芥 20g，防风 15g。

3. 服药忌生冷饮食。

【典型案例】

刘女，56 岁，161cm/45kg。2018 年 8 月 21 日初诊。

病史：恶性淋巴细胞白血病 1 年多。2017 年 4 月服格尼可。实验室检查（2017 年 7 月 31 日出院记录）：急性淋巴细胞白血病伴 PH（＋）（B 细胞型）。南京市鼓楼医院 2018 年 3 月 14 日：骨髓增生活跃；2018 年 8 月 12 日生化检查：乳酸脱氢酶 285U/L（109～245U/L）。现乏力怕冷，不欲饮，饮水后恶心，易泛酸，无皮肤痒，食欲、睡眠可，大便正常。既往青霉素过敏，胆结石胆囊已切除。

体征：下肢轻度浮肿，舌苔厚，脉弦滑。

处方：柴胡 15g，黄芩 10g，姜半夏 15g，党参 15g，生甘草 5g，桂枝 15g，白术 20g，茯苓 20g，猪苓 20g，泽泻 20g，干姜 5g，红枣 20g，15 剂，5-2 服法。

2018 年 10 月 9 日：药后精神改善，食欲好转。腹部振水音不明显，下肢轻度浮肿。原方加生晒参 5g，20 剂，服法同上。

（四）薯蓣丸

【适用病证】肿瘤患者属以下四种情况者：①恶性肿瘤患者见消瘦者；②肿瘤经过放化疗以后食欲不振者；③多用于肺癌、肠癌、胃癌、多发性骨髓瘤等肿瘤；④高龄老人的肿瘤需要保守治疗者。

【应用参考】

1. 本方原主治"虚劳诸不足，风气百疾"，适用的肿瘤患者多见体形消瘦干枯，贫血貌；脉细弱，舌淡嫩；容易感冒，容易咳嗽吐痰，多伴有低热；食欲不振，大便易不成形者。多见于高龄老人、肿瘤手术化疗以后、胃切除后、肺功能低下、大出血以后、极度营养不良者。

2. 薯蓣丸可作为肿瘤患者的常规调理方。本方能增加食欲，改善贫血，升高白细胞，提高生活质量，延长生存期。如果化疗期间服用可减轻化疗的副反应。

3. 本方需要久服方能取效。一般以 3 个月为 1 个疗程。每天服用 10g。餐后服。也可按原书剂量做成蜜丸或膏滋药长时间服用。

【典型案例】

李某，女，79 岁。155cm/37kg。2011 年 7 月 9 日初诊。

病史：患者因结肠癌于 2011 年 3 月 31 日行"胰十二指肠切除术＋右半结肠切除术"。术后体重下降明显，声音嘶哑，口腔干燥，咳嗽，痰黏难咯，行走无力，头晕，怕冷，饮食不进。

体征：体瘦，面容憔悴，眼窝凹陷，皮肤薄，肌肉少，面色红，精神可，舌光苔少，脉空弦。

处方：生晒参10g，茯苓10g，生甘草5g，当归10g，白芍10g，生地15g，柴胡15g，防风15g，杏仁15g，桔梗10g，神曲16g，豆卷10g，干姜10g，山药30g，红枣30g，麦冬20g，肉桂10g，阿胶10g，7剂，一剂药分5天服用。

2013年3月30日：服药2年自我感觉挺好，食欲尚好，体重近来增加，目前41kg。续服薯蓣汤，一剂分3天温服。

2018年9月12日：自2014年改服薯蓣丸，至今每天晨起5g温水送服。思维清晰，言词清楚，日常活动正常，常写小文、短诗，喜欢摄影。现在体重45kg。因口腔干燥，除服用薯蓣丸外，另每天用麦门冬一撮，泡茶或煮汤。

2019年12月15日微信联系：服用薯蓣丸以来一直很少感冒咳嗽，哮喘也不发。近X光片显示两肺左右下角已由原来的平角恢复到尖形夹角。

（五）麦门冬汤

【适用病证】胃癌、食道癌等患者出现呕吐、无法进食、食欲不振、大便秘结难解、口干舌燥等。其人多极度消瘦，声音嘶哑，吐词不清等。鼻咽癌放疗化疗后的口干舌燥，晚期肺癌、口腔癌、喉癌等的也可使用。

【应用参考】

1. 本方清香可口，能开胃滋补，方中用粳米同煎后，其实就是药粥，非常适用于消化道肿瘤无法进食的患者以及食欲不振的患者，故方中粳米不能不用。

2. 按照本方麦冬与半夏的用量比例，临床用半夏6g的前提下，麦冬用量应至40g以上。

3. 对于吞咽困难或食欲不振者，本方煎煮液可采用少量多次服用的办法，原文规定是日三夜一，一日服4次。

4. 贫血者，加阿胶、生地。便秘，加火麻仁。

【典型案例】

李女，55岁，163cm/57kg。2018年9月10日初诊。

现病史：左侧舌癌术后1年。现诉放疗后口腔溃疡，伴有刺痛，"如舌头上撒盐"，只能吃半流食，体重已下降10Kg。口干，咽干，舌压板按压恶心。大便多天解一次。既往有高血压病，2型糖尿病。多年素食。

体征：脸黄黯，声音嘶哑，舌红，舌右缘有大面积溃疡，左侧咽喉红肿，眼睑淡。

处方：姜半夏10g，麦冬30g，党参15g，炙甘草20g，红枣30g，粳米1把，生地黄30g，阿胶10g（另烊），火麻仁10g，日分4次服，冷服，7剂。

2018年10月16日：体重增加至58.2kg，面色转红，眼睑转红，有饥饿感，精神转好，易嘴干，干则欲吐，有痰，舌痛减，大便可，仍无味觉。原方加天冬15g，15剂，隔天服。

（六）黄芩汤合白头翁汤

【适用病证】肠癌、宫颈癌等见便血、阴道出血者。

【应用参考】

1.其人多体格壮硕，面油腻，或消瘦而目睛有神，烦躁貌。眼睑充血，唇红舌红，舌苔黄或干燥。脉滑数。夜寐不安，盗汗。里急后重，肛门坠胀灼热，腹部按之灼热，或大便臭秽黏滞不爽，或小便黄赤，或阴道分泌物腥臭，或子宫出血黏稠。或口腔溃疡，或口干口苦口臭。

2.便秘严重者，加大白芍用量，并可加大黄；发热怕冷，加柴胡；食欲不振者，加人参10g或党参20g。年老体弱的癌症患者，或同时化疗者，合薯蓣丸。

3.精神倦怠、口唇淡白干枯、脉沉缓者慎用。腹泻严重者停用；食欲不振、肝功能异常者停用；脸色发青、眼圈发黑者停用。

【典型案例】

（1）范某，女，52岁，153cm/62.5kg。2019年4月17日初诊。

现病史：2018年6月子宫内膜癌Ⅲa期术后化疗6次，现无放疗。目前排便有血色鲜红，时有口溃，有脚气，眠食均可，大便隔日一行。

体征：咽红，脉滑。

处方：黄芩15g，白芍15g，生甘草5g，白头翁10g，秦皮10g，黄柏10g，黄连5g，红枣30g，隔天服，15剂。

2019年5月22日：便血止，有下身分泌物，肛门口疼痛消失，食欲可，药后体重增加。原方加炙甘草5g，15剂，服法同上。

（2）施男，76岁，167cm/52kg。2018年8月20日初诊。

主诉：小肠间质瘤术后2个月。现诉腹胀，头晕，怕热，夜间烦躁难眠夜间要喝水，大便黏，大便日一行，口干。

体征：体瘦，面红，眼睑红，唇黯红，舌红，脉弦滑早搏频繁。

处方：黄连5g，黄芩15g，白芍15g，生甘草5g，黄柏10g，红枣20g，白头翁5g，秦皮5g，7剂。

2018年8月27日：怕热腹胀消失。原方10剂，5-2服法。

2018年9月10日：药后头晕未作，腹胀已无，药味可。现诉大便干结2天1次，上火右牙龈肿痛，睡眠欠佳。舌苔厚，脉滑。原方加生大黄10g（另包），10剂。

2018年11月6日：药后舒服，自诉肚子不胀了，大便通畅，药不苦。原方15剂，1-1服法。

（七）荆芥连翘汤

【**适用病证**】肺癌、鼻咽癌、淋巴癌等见咳嗽、痰血、胸闷者。肺癌等服用靶向药物后皮肤瘙痒、脓疱者也可选用。

【**应用参考**】

1. 适用本方者大多面色潮红或红黑，有油光；唇红饱满，咽喉充血，舌红；胸胁部有抵抗感或压痛，腹肌较紧张；容易烦躁、焦虑或抑郁，容易失眠或嗜睡、头痛头昏、乏力怕冷等；女性易痛经，易有宫颈炎、宫颈糜烂、阴道炎等；男子多见汗多汗臭、脚癣。

2. 口干渴、盗汗、脉滑数者，加生石膏30g以上；便秘、苔厚者，加生大黄10g。

3. 本方可能导致肝损害，肝功能异常者忌用，使用本方2个月以上应检查肝功能。

4. 本方不宜长期大剂量服用，症状缓解后，可逐步减量。

【**典型案例**】

刘女，53岁，163cm/70kg。2019年1月22日初诊。

现病史：乳腺癌肺转移。2016年8月开始服用靶向药后，脚上大拇指出现脓疱。食后无腹胀，大便3～4天一行。有脚气，口干，喜欢喝烫的茶水，时便血、便秘。

既往史：1995年腮腺淋巴瘤，2012年脑梗死，2015年乳腺癌。

家族史：父，高血压；母，脑出血。

体征：体中偏胖，面黯红，舌黯红，左侧舌体可见一瘀痕，脉沉滑。

处方：荆芥15g，防风15g，连翘30g，柴胡15g，桔梗10g，枳壳10g，生甘草10g，黄芩10g，黄连5g，黄柏10g，白芍10g，白芷10g，栀子10g，当归10g，川芎10g，生地黄15g，薄荷5g，15剂，1/2服法。

2019年2月26日：皮损减少，脚上脓疱减少，大便一日1次。原方加干姜5g，10剂，1/2服法，每周服2剂。

2019年6月4日：每周服3剂，皮肤脓疱基本控制，面部无皮损，手上裂纹减少，近几天口腔溃疡严重，汗出。原方加生石膏40g，25剂，每周服2剂。

（八）温脾汤

【适用病证】晚期肿瘤患者，出现严重便秘、腹痛腹胀者。其人多精神萎靡，虚弱貌；便秘，数日不便，腹胀痛，痛苦不堪；食欲不振，常常多日不进食；舌苔厚腻，或白或黄者。

【应用参考】

1. 本方是传统的温下止痛方，多用于晚期肿瘤患者伴有的肠梗阻、肠粘连，多骨瘦如柴，但因腹痛、便秘，不惧攻下。

2. 本方对腹部冷痛、舌苔白厚者最为适宜，如果患者怕热多汗、口渴欲饮、大便干燥难解者，可去附子、干姜，加玄参、麦冬。

3. 方中玄明粉是泻下通便药，得便可停。

【典型案例】

罗某，男，77岁，2017年5月27日初诊。

病史：腹痛嗳气4个月余。2017年5月23日CT：胰腺体尾部恶性占位（6.1cm×4.3cm×3.5cm），包块与胃体后壁之间及脾门处多发转移结（1cm），脾静脉被包块包绕压迫致闭塞。

体征：消瘦，面黯黄，舌黯紫体瘦。

处方：桂枝20g，肉桂10g，白芍30g，赤芍30g，炙甘草10g，干姜10g，红枣30g，麦芽糖50g，生晒参10g，7剂。

2017年5月31日：症如上述，腹胀腹痛，食欲差，食不下。腹部叩之有气，左下腹压痛。

处方：生大黄10g，玄明粉10g（分冲，得便即停），炙甘草10g，制附片15g（先煎30分钟），干姜10g，红参10g，当归10g，肉桂10g，3剂。芒硝便通停服。

2017年6月3日：腹痛缓解。处方1：原方；处方2：薯蓣丸500g，每天10～20g。

2017年7月13日：病情稳定。胰腺胃体占位5.0cm×4.4cm，少量腹水。原方去肉桂，薯蓣丸同上。

九、骨关节病

骨关节疾病的范围较广，常见的有颈椎病、腰椎病、骨关节炎、肩周炎、风湿性关节炎、类风湿关节炎、股骨头坏死、滑囊炎、滑膜炎、痛风性关节炎等，中医通称为痹症。

颈椎病又称颈椎综合征，是颈椎骨关节炎、增生性颈椎炎、颈神经根综合征、颈椎间盘突出症的总称，是一种以退行性病理改变为基础的疾患。主要由于颈椎长期劳损、骨质增生，或椎间盘突出、韧带增厚，致使颈椎脊髓、神经根或椎动脉受压，出现一系列功能障碍的临床综合征。此病多见于40岁以上患者。

腰椎病是腰椎间盘突出、腰椎骨质增生、腰肌劳损、腰扭伤等疾病的统称，临床典型症状是腰痛及腿部放射性疼痛，有的伴有下肢麻木、冷感及间歇性跛行。

骨关节炎是一种最常见的关节病变，其名称极多，如肥大性骨关节炎、退行性关节炎、变性性关节炎、增生性骨关节炎或骨关节病，均指一种病，国内统一使用骨关节炎。其患病率随着年龄而增加，女性比男性多发。骨关节炎以手的远端和近端指间关节，膝、肘和肩关节以及脊柱关节容易受累，而腕、踝关节则较少发病。骨质增生是骨性关节炎的一种表现，属于骨关节的一种退行性改变。

肩周炎是肩周肌肉、肌腱、滑囊和关节囊等软组织的慢性炎症，50 岁左右的人比较常见。

类风湿关节炎是一种以关节滑膜炎为特征的慢性全身性自身免疫性疾病，滑膜炎持久反复发作，可导致关节内软骨和骨的破坏，关节功能障碍，甚至残废。

关节痛是骨关节疾病的主要症状，但由于关节痛是一个主观诉述，每个患者所反映的关节痛症状，其实际含义可能各不相同，所适用的经方也各不相同。

经方治疗骨关节病，不仅关注消除关节痛肿等局部症状，同时重视个体差异，强调异病同治、因人而异。

对应不同个体特征，治疗骨关节病常选用下列经方：

（一）芍药甘草汤

【适用病证】各种肌肉痉挛性疾病及以脚挛急、疼痛为特征的疾病。如腓肠肌痉挛、坐骨神经痛、急性腰扭伤、腰肌劳损、腰椎病、糖尿病足、下肢静脉血栓形成、股骨头缺血性坏死、骨质增生症、足跟痛等。

【应用参考】

1. 本方是古代的解痉止痛方，适用本方者大多易于下肢疼痛，易于腹痛，易于便秘，易于肌肉痉挛。其体型胖瘦皆有，但多肌肉坚紧，尤其是腹壁肌肉比较紧张，按之比较硬，不按不痛，一按即痛；腰背部肌肉紧张拘挛也多见；疼痛多为牵扯样、阵发性、针刺样或电击样。

2. 下肢疼痛、麻木、抽筋，站立行走屈伸困难，是本方证的特征。

3. 大便干结难解，或如栗状，或经常脐腹部疼痛者，用本方更好。

4. 剧痛，加附子15g。

【典型案例】

J女士，48岁。2018年10月21日初诊。

左腿疼痛剧烈2周，无法行走，弓着身子由家人搀扶来诊。自诉疼痛难忍，坐也不是，站也不是。某医院CT示腰椎退变，第一骶椎腰化，腰椎间盘突出。考虑手术治疗。患者不愿手术，寻求中医治疗。患者干瘦，腰腹部肌肉坚紧，以后腰部为明显，扪之坚硬如一块铁板。处方：生白芍60g，生甘草15g。5剂。患者拿到处方后，又折返，面露疑色问："就2味药？能有效吗？"我笑答："不妨一试！"

2018年10月28日复诊：药后疼痛大减，静坐时已不痛，已可行走，唯行走时仍有痛感，患者与家属喜形于色，连连称奇。扪之其后腰部肌肉坚紧有所缓解。处方：原方加量生白芍100g，生甘草20g，10剂，5-2服法。

2018年11月4日三诊：疼痛已缓解，坐、行无碍，药后有轻微腹泻。告之原已绝经半年，例假又至，原经血黯黑，而此次颜色鲜红。（梁佑民案例）

（二）桂枝茯苓丸

【适用病证】面黯红、便秘的腰腿痛患者。多用于腰椎间盘突出症、腰椎椎管狭窄症、硬脊膜外血肿、盆腔骨折、腰肌劳损扭伤、踝关节扭伤、痛风性关节炎、坐骨神经痛、糖尿病足、下肢静脉血栓形成、股骨头缺血性坏死、骨质增生症、足跟痛等。

【应用参考】

1. 本方使用者多为面红或紫红，腹部充实，左下腹触及抵抗感，有压痛，头痛昏晕，失眠，烦躁，动悸，舌质黯或有紫点者。不符合该体质特点者慎用。

2. 本方是经典的活血化瘀方，如果患者没有瘀血指征，或反而容易出血，凝血机制障碍者忌用本方。

3. 疼痛剧烈，加附子15g（先煎），细辛10g；大便秘结，加怀牛膝30g，制大黄10g。腰痛，腿痛，间歇性颇行，大便干结，肌肤甲错，两目黯黑，加水蛭10g，地鳖虫10g。

【典型案例】

钱男，65岁，2017年2月20日初诊。

病史：腰腿酸痛1年余，眠梦多早醒，易脚抽筋。5年前脑梗死，并有腰椎间盘突出症、前列腺炎。

体征：面色黯红，舌黯红，舌底静脉充盈瘀紫。

处方：桂枝15g，赤芍15g，丹皮15g，桃仁15g，茯苓

15g，制大黄 5g，川芎 15g，怀牛膝 30g，15 剂。

2017 年 5 月 10 日电话回访：药后效果尚可，腰腿疼痛减轻，抽筋减轻偶发，走路距离增加。

2017 年 5 月 22 日：

处方 1：原方加葛根 40g，制大黄 10g，15 剂。

处方 2：肉桂 100g，赤芍 150g，丹皮 150g，桃仁 150g，茯苓 150g，怀牛膝 200g，川芎 150g，制大黄 50g，水蛭 50g，䗪虫 50g，葛根 400g，三七粉 50g，蜜丸，每天 10g，口服。

2017 年 11 月 6 日：药后下肢抽筋酸痛好多了。服上丸方 1 料，服法同上。

（三）麻黄附子细辛汤

【适用病证】有明显怕冷、无汗、精神萎靡、脉沉细的腰痛、骨关节痛患者可选用。本方特别适用于以痛势剧烈、突发，并且遇冷加剧的腰腿痛，如坐骨神经痛、腰椎间盘突出、腰扭伤、骨质增生、颈椎病、痛风性关节炎、风湿性关节炎、类风湿关节炎、癌症转移疼痛等。

【应用参考】

1. 本方是古代的温热性止痛兴奋剂，经典的温经散寒方，适用于以精神萎靡、恶寒无汗、身体疼痛、脉沉为特征的疾病。其人当面色黄黯、脉沉，如患者怕热汗多、面色红白、脉数者，本方慎用或忌用。

2.疼痛剧烈，附子可逐步加量，但附子有毒，需要久煎，通常每增加 10g，需要增加煎煮时间 15 分钟。

3.服用本方后须避风取汗。

4.本方不能长期大量使用，一般得效以后可停服或减少用量。

5.腰腿肌肉痉挛疼痛者，加白芍药 30g，甘草 10g；便秘，加大黄 10g；项背拘急、皮肤干燥者，合葛根汤。

【典型案例】

嘉禾李君玉堂，当夏历六月，忽患左足疼痛，卧床不可转侧，呻吟之声，达于户外。诊之，脉沉紧，舌苔白，口中和。曰：此风寒直中少阴，法当用仲景麻黄附子细辛汤……三药各一钱，共仅三钱，煎水两杯，分二次。一服知，二服即步履如常而愈。经方之神验，询有令人不可思议者。（《遯园医案》）

（四）黄芪桂枝五物汤

【适用病证】 骨关节疾病表现为肢体疼痛、麻木无力、僵硬、运动障碍及肌肉萎缩者。本方可用于骨关节炎、颈椎病、腰椎间盘突出、肩周炎、骨质增生、糖尿病并发症等。

【应用参考】

1.适用于本方者多为中老年人，面色黄黯，皮肤松弛干燥，容易浮肿，指甲黄厚，舌黯，脉弦涩微。

2.面红油光、舌红苔黄者慎用；食欲不振、腹胀便秘者慎用。

3. 腰腿痛，加怀牛膝30g；项背痛，加葛根30g；关节肿痛、口渴、浮肿、多汗者，加黄芪30g，白术20g，粉防己30g。

【典型案例】

冷某，男，60岁。2012年8月27日初诊。

病史：颈椎病多年，左半身及两下肢麻木不仁，行走无力。颈部MR提示：C2～C3、C3～C4、C4～C5、C5～C6、C6～C7椎间盘突出；C4～C5水平椎管狭窄，相应水平颈髓变性，颈椎退变。

体征：体中，面色稍暗红，双指指甲枯黄，舌质嫩，脉虚弦。

处方：生黄芪60g，桂枝20g，肉桂10g，赤芍30g，葛根60g，川芎20g，怀牛膝30g，干姜15g，红枣30g，一天服3次，5-2服法，10剂。

2012年9月10日：药后腰以上汗多，颈部肌肉僵硬感好转，下肢浮肿减轻，食欲好，有饥饿感。原方，15剂，5-2服法。

（五）桂枝加附子汤

【适用病证】 骨关节病见出汗多、怕风明显、身体疼痛者。本方多用于颈椎病、关节炎、腰椎间盘突出症、腰肌劳损、腰椎退变增生、更年期骨关节冷痛、骨关节炎、痛风性关节炎、糖尿病并发症等。

【应用参考】

1. 疼痛剧烈，可以加大附子用量。但因附子有毒，如果用量大于15g，要先煎30分钟以上。

2. 更年期女性关节痛，局部肿大不明显，且怕冷、多汗、失眠、疲劳者，加龙骨15g，牡蛎15g；颈椎病疼痛，加葛根30g；关节肿大、关节腔积液者，加白术30g。

【典型案例】

牛某，男，46岁。179cm/90kg。2016年7月23日初诊。

病史：2型糖尿病2年，伴右膝关节肿痛1个月，入院诊断为2型糖尿病、急性痛风性关节炎。出院后痛风反复发作3次。脚踝内侧肿痛明显。易饥饿，饥饿后心慌身抖汗出乏力，甚则夜间湿衣湿床。

既往史：心肌梗死支架植入术（2011年）、高血压、高尿酸血症、高血脂症、脂肪肝、肛瘘。抽烟史15年。

家族史：母亲高血压、糖尿病、心肌梗死。

体征：体壮，皮肤湿冷，腹部无压痛，下肢无肿，舌嫩舌黯，舌底静脉瘀紫，脉重按无力脉弱，脉率90次/分。

处方：桂枝20g，肉桂10g，赤芍30g，干姜10g，生甘草5g，红枣20g，白术30g，苍术30g，制附片15g（先煎30分钟），7剂。

2016 年 8 月 6 日：上方服用 7 剂，西药未停，痛风未发，自测血糖 4.7～5mmol/L。药后下肢步行有力，汗出湿衣明显改善，夜间已无盗汗。大便成形，面色好转。上方 10 剂，5-2 服法。

（六）桂枝芍药知母汤

【适用病证】 全身性关节肿痛剧烈难忍，甚至关节肿大变形，行走困难者。本方多用于关节型银屑病、风湿性关节炎、类风湿关节炎、痛风性关节炎、膝关节滑膜炎、膝关节积液、化脓性关节炎、股骨头坏死、腱鞘炎等。

【应用参考】

1. 本方是古代治疗关节痛的专方，有散寒止痛消肿的功效，适用于以关节肿大疼痛，行走困难而其人贫血貌、发热、汗多气短为特征的关节疾病。如果关节无痛者，本方慎用。

2. 其人面色黄黯无光泽，怕冷，出汗。

3. 本方不宜空腹服用。

4. 关节肿痛发红而有灼热感，身体无畏寒怕冷、尿赤便干、烦躁亢奋、舌红脉滑属热痹者慎用。

【典型案例】

付女，43 岁，165cm/73kg。2015 年 7 月 24 日初诊。

病史：高血压 10 余年。手指、双膝、双肩疼痛 4 年余。入夏季后加重，怕冷，晨起多汗。

体征：体壮，面黯，腹软无压痛，舌质黯红，舌苔厚，脉沉、84 次 / 分。

处方：桂枝 20g，白芍 15g，知母 20g，生甘草 10g，生麻黄 10g，白术 25g，制附片 10g，防风 20g，干姜 10g，7 剂，先煎附子 30 分钟，后纳其他药。

2015 年 8 月 28 日：疼痛缓解。原方继服 10 剂，1-2 服法。

（七）当归四逆汤

【适用病证】骨关节病见关节痛而手足冷、乌紫者。雷诺病、类风湿关节炎、血管炎、红斑性肢痛、坐骨神经痛、腰痛等应用本方的机会较多。其痛多为刺痛、绞痛、牵扯痛等，疼痛呈慢性化；心率慢、体格壮实的成年人多见。

【应用参考】

1. 本方的适用者多见面青白或青紫，四肢冰冷，指尖为甚，多伴有麻木、冷痛、黯红甚至青紫，遇冷更甚，甚至甲色、唇色、面色、耳郭较苍白或乌紫，脉细缓，甚至迟。如无以上指征者慎用。

2. 方中细辛有小毒，古人有"辛不过钱"的说法。其实，这是指散剂而言，汤剂不受此限制。不过，为防止中毒，还是应该严格把握适应证和禁忌证，凡心动过速、心律不齐者慎用。

3. 疼痛剧烈，加附子 15g；呕吐清水者，加吴茱萸 5g，生姜 30g。

【典型案例】

张某，女，26岁，155 cm/45kg。2016年8月30日初诊。

病史：2014年确诊类风湿关节炎，服用甲氨蝶呤以及止痛药。现诉自觉周身疼痛，血管波动样疼痛，眼中分泌物增多，小腹灼痛，大便黏滞，舌红。前几年每年生冻疮。

体征：体瘦，面黯黄有油光，唇黯红。

处方：当归15g，桂枝20g，白芍40g，生甘草10g，细辛10g，黄连5g，黄芩10g，黄柏10g，栀子10g，制大黄10g，干姜10g，红枣50g，7剂。

2017年9月13日：上方药后严重关节疼痛缓解好转（之前疼痛无法上班，只能卧床，药后能上班了），血沉及C蛋白恢复正常。一直服用西药甲氨蝶呤、纷乐、来氟米特、双氯氰酸钠等，无效，结合上方中药后改善明显。

（八）小柴胡去姜加黄柏白芍汤

【适用病证】 风湿病晨僵。

【应用参考】

1. 本方是清热退肿方，适用于类风湿关节炎、强直性脊柱炎等风湿病的关节痛，见早晨腰痛关节僵硬，怕冷，对环境气候敏感，此病多反复发作，血沉快，C反应蛋白增高。

2. 适用本方者大多有内热，可见唇红、苔黄腻、怕冷、口腔溃疡频发、咽痛、腹泻或大便黏滞等。

3.女性月经量少，加当归 10g，川芎 15g；怕风明显、肌肉酸痛，或有皮肤过敏者，加荆芥 20g，防风 15g。

【典型案例】

陈女，43 岁，156cm/43kg。2017 年 1 月 6 日初诊。

病史：1 年前肩痛渐至全身大关节疼痛，检查：血沉 70mm/h（<20mm/h），类风湿因子 24.7U/mL（<20 U/mL），免疫球蛋白 G18.3g/L（7.51～15.6 g/L）（2016 年 8 月 18 日）。2015 年 9 月 16 日核磁共振：两侧骶髂关节炎表现，强直性脊柱炎。现手指关节肿胀，双侧髋关节疼痛，夜间常痛醒，晨僵明显，汗出怕冷，咽痛，食欲不好。

体征：唇舌黯红，苔黄腻，脉滑。

家族史：爷爷驼背。

处方：柴胡 25g，黄芩 15g，姜半夏 15g，党参 10g，生甘草 5g，白芍 30g，黄柏 15g，干姜 5g，红枣 20g，10 剂。

2017 年 2 月 20 日：药后肩膀夜间疼痛好多了，晨僵减轻，精神好转。血沉 43mm/h（<20 mm/h）（2017 年 2 月 17 日）。

十、月经病

月经病是指月经周期、经期、经量的异常，或伴经色、经质的异常；月经的非生理性停闭；或多次伴随月经周期或于绝经前后所出现的有关症状为特征的一类疾病。常见的疾病有功能失调性子宫出血、闭经、多囊卵巢综合征、痛经、子宫内膜异位症、子宫肌腺症、经前期紧张综合征等。

功能失调性子宫出血是指由于卵巢功能失调而引起的子宫出血，简称"功血"。常表现为月经周期失去正常规律，经量过多，经期延长，甚至不规则阴道流血等。机体内外任何因素影响了下丘脑－垂体－卵巢轴任何部位的调节功能，均可导致月经失调。

闭经可分为原发性闭经以及继发性闭经。凡年满18岁或第二性征已发育成熟2年以上仍未来月经称原发性闭经；已有规则的月经周期，由于某些原因而停止行经达6个月以上者称继发性闭经。闭经是妇科疾病的常见症状，其原因错综复杂，有发育、遗传、内分泌、免疫、精神异常等多种问题，也可由肿瘤、创伤以及药物因素导致。

多囊卵巢综合征（PCOS）以慢性无排卵（排卵功能紊乱或丧失）和高雄激素血症（妇女体内男性激素产生过剩）为特征，主要临床表现为月经周期不规律、不孕、多毛和／或痤疮，是最常见的女性内分泌疾病。

痛经可分为原发性痛经和继发性痛经。原发性痛经是周期性月经期痛但没有器质性疾病，而继发性痛经常见于子宫内膜异位症、肌瘤、盆腔炎症性疾病、子宫腺肌病、子宫内膜息肉和月经流出道梗阻。

子宫内膜异位症是当具有生长功能的子宫内膜组织出现在子宫腔被覆黏膜以外的其他部位的病证，最常发生于盆腔腹膜，也见于卵巢、阴道直肠隔和输尿管。本病常导致不孕症、盆腔痛、痛经。

子宫肌腺症是子宫内膜腺体和间质侵入子宫肌层形成弥漫或局限性的病变。其主要表现为经期延长、月经量增多，部分患者还可能出现月经前后点滴出血。痛经也十分常见，特点是继发性进行性加重的痛经，常在月经来潮前一周开始出现，当经期结束痛经即缓解。

经前期综合征（PMS）是指妇女在月经周期的后期表现出的一系列生理和情感方面的不适症状，在月经来潮后自行恢复。经前期综合征是一种生理和社会心理等综合因素导致的一种妇女疾病。

妇科疾病虽然表现在局部，但都与整体有关，经方从调整体质状态入手，常能获良效。

对应不同个体特征，治疗月经病常选用下列经方：

（一）温经汤

【**适用病证**】闭经、不孕症患者。患者多见瘦弱、无排卵、月经量少等。本方并可用于更年期的调理，适用于绝经后的失眠、焦虑。其特点为病程较长、渐进，与情绪关系不密切，无精神刺激诱因，伴有消瘦、皮肤干枯。

【**应用参考**】

1. 本方不仅调经助孕，也能养血美容，适用于瘦弱干枯女性的体质调理。如绝经后妇女的胃肠病常规治疗无效者也可选用温经汤，其特点是反复腹泻，抗生素无效，无黏液，与情绪无关，多伴有体重下降，排除肠道癌症。如胃痛则绵绵不止，食欲不振，反流、消瘦，大便不成形，常规胃药无效；检查多为萎缩性胃炎。

2. 伴有月经量少或闭经的女性，消瘦、黄褐斑、皱纹、口唇开裂干燥、脱发、手足皲裂、失眠等，也可选用温经汤。

3. 服用温经汤后，要多食用猪蹄、羊肉、牛肉、牛筋、鸭爪、鸭翅等富含胶原蛋白的食品。

4. 为方便服用，本方可加鹿角胶、红枣、蜂蜜、冰糖等浓煎收膏，也是女性冬令进补的保健品。

5. 月经过多者，或有子宫肌瘤者，或经前乳房胀痛者，慎用本方。体形肥满壮实，营养状态好，面色红润者慎用。

6. 本方通常给予 1～3 个月量，常服久服方有效。

7. 不孕症患者服用本方至妊娠后可停服。

8. 闭经而体不消瘦者，加麻黄 5g，葛根 50g。

【典型案例】

谢女，40 岁。2017 年 6 月 3 日初诊。

病史：月经稀发量少 2 年半妇科诊断卵巢早衰。末次月经：2017 年 4 月 12 日。近来体重增加，记忆力反应力下降。

体征：体胖肤黄，唇黯舌淡。手掌干燥，食指脱皮。

处方：葛根 50g，生麻黄 5g，吴茱萸 5g，姜半夏 10g，党参 10g，麦冬 20g，炙甘草 5g，肉桂 10g，白芍 10g，川芎 10g，当归 10g，丹皮 10g，阿胶 10g，干姜 10g，红枣 30g，15 剂，5-2 服法。

2017 年 7 月 3 日：药后月经来潮（2017 年 6 月 7 日、7 月 2 日）；手干改善。原方 15 剂。

（二）当归芍药散

【适用病证】

以月经量少、腹痛、浮肿、贫血为表现的不孕症、卵巢早衰、功能性子宫出血以及胎位不正、胎儿发育不良、先兆流产、习惯性流产、妊娠高血压综合征等。

【应用参考】

1. 适用于本方者，大多脸色黄，缺乏光泽，或眼圈发黯，面部色斑，或有红斑丘疹，皮肤干燥；有明显的疲劳感，眼睛干涩，甚至嗜睡；面部或两下肢轻微浮肿，容易腹泻或大便不成形，或便秘，或腹痛，或腹胀；月经量少或闭经，性欲减退。如果面色红润、口唇红、容易口舌溃疡者，慎用。

2. 伴有月经不调的的免疫性肝病、慢性肝炎、肝硬化、桥本病、缺铁性贫血以及痤疮、黄褐斑、脱肛、痔疮等也可选用本方。

3. 本方原为散剂，也可改用胶囊、丸剂，或改散为汤。散剂常用酒调服，以米酒、黄酒、红葡萄酒为好。对酒精过敏者可以试用酸奶、开水、米粥、蜂蜜等调服。

4. 本方用于安胎，可用小剂量。

5. 服用本方如见腹泻，白芍的用量可酌减。

6. 月经延期，困倦、面黄、头项强痛者，合葛根汤；疲劳、怕冷，合真武汤；免疫性疾病、过敏性疾病反复不愈，合小柴胡汤。

【典型案例】

（1）某女，28岁，办事员。婚后4年未妊。妇科检查认为子宫发育不全。患者体瘦，面色白，非常怕冷，易疲劳，月经量少，脉腹诊均软弱无力，血压低，属虚证。给予当芍药散煎剂。服药后身体转暖，面色与皮肤色泽转佳，疲劳减轻，服至3个月后，第4月停经，开始出现轻微恶阻现象，后恶阻平息，顺产一男婴。后隔一年又产一双胎，连获三子。(《汉方辨证治疗学》)

（2）张某，女，37岁，165cm/55kg 2018年10月17日

初诊。

病史：甲状腺机能低下8年，月经量少2年，周期正常，经期6天，无痛经。腹胀，失眠多梦易醒，易疲劳，工作累时头晕。不容易感冒，易上火，大便干结3～5天一次。

体征：体形瘦，贫血貌，面色暗黄，腹软，无压痛，手掌黄，舌胖边齿痕。BP99/54mmHg。

处方：当归15g，白芍40g，川芎15g，白术20g，茯苓20g，泽泻20g，干姜5g，制附片10g，15剂，5-2服法。

2018年11月7日：便秘感依旧，腹胀难受会使用番泻叶，症未减。思睡但眠浅，常腰疼，不能忍尿，带下黄。舌胖苔滑边齿痕，腹软。

方1：当归15g，川芎20g，白芍60g，白术30g，茯苓20g，泽泻20g。

方2：制附片10g，白术20g，茯苓20g，白芍15g，干姜20g，生甘草10g，两方隔日交替服用，各10剂。

2018年11月28日：月经量增加，黄带消失，疲劳缓解，大便好转，2～3天1次。舌胖边有齿痕。原方各15剂。

（三）桂枝茯苓丸

【适用病证】以腹痛、漏下为表现的胎盘残留、产后恶露不止、子宫内膜增殖症、宫外孕等，以及以腹痛、月经量少色黑为表现的痛经、子宫内膜炎、子宫内膜异位症、慢性盆腔炎、慢性附件炎、卵巢囊肿、子宫肌瘤、多囊卵巢综合征、闭经等。

【应用参考】

1. 适用于本方者，体质比较强壮，面色多红或黯红，皮肤干燥或起鳞屑，唇色黯红，舌质黯紫等。腹部大体充实，脐两侧尤以左侧下腹更为充实，触之有抵抗，主诉大多伴有压痛。

2. 部分患者可能导致出血、腹泻等，凝血机制障碍者忌用。

3. 孕妇慎用或忌用。

4. 需要长期服用本方者可制成丸剂。

5. 便秘、腰痛、腹痛、下肢浮肿者，加制大黄5g，牛膝30g；头痛、胸痛、气喘者，加丹参15g，川芎15g；月经不通或通而不畅，或两目黯黑，肌肤甲错，或舌上有紫点者，加地鳖虫、水蛭（研粉吞，一天3g）。

【典型案例】

某女，44岁，2017年7月24日初诊。

病史：停经4月，专科诊断卵巢早衰。常胸闷气短，眠差梦多，便秘。

体征：体中面黄，表情淡漠，黄褐斑明显，乳房下垂。眼睑红，唇干色黯，舌底静脉充盈。

处方：桂枝15g，丹皮15g，茯苓15g，赤芍15g，桃仁15g，当归15g，川芎15g，怀牛膝30g，制大黄5g，水蛭

15g，地鳖虫 10g，15 剂。

2017 年 9 月 6 日：末次月经 2017 年 8 月 20 日，经期很舒服，量增加，6 天净。现在心情舒畅，面部神情放松。

处方：桂枝 15g，丹皮 15g，茯苓 15g，赤芍 15g，桃仁 15g，当归 15g，川芎 15g，怀牛膝 30g，制大黄 5g，1-2 服法，15 剂。

2017 年 10 月 18 日：每月经至（末次月经：2017 年 10 月 18 日，上次月经：2017 年 9 月 20 日），经期 6 天，如常。

（四）黄连阿胶汤

【适用病证】卵巢早衰、先兆流产、月经过多、经间期前期出血、血小板减少导致的月经过多等，大多有出血鲜红或量少质稠等特点。

【应用参考】

1.适用本方者大多唇红，舌红绛，烦躁、失眠多梦，身热，心悸或心动过速，脉数；易于出血，女性多月经提前，血色多鲜红而质地黏稠，或有血块。如舌质淡、脉缓者，或月经色淡者慎用。

2.本方黄连的用量较大，煎煮后的药液也相当苦，不能长期服用，等症状缓解后，即应减量。

3.月经色鲜红、大便干结者，可加生地黄 30g；伴有皮肤紫癜、血小板减少者，加生大黄 10g。

【典型案例】

姚女，38 岁。2010 年 1 月 16 日初诊。

病史：闭经半年，雌激素水平呈绝经期状态。妇科诊为卵巢早衰。经常口腔溃疡、胃痛、皮肤干燥、嗜睡、潮热汗出，大便干结 2～3 天 1 次。

体征：体白瘦，舌尖红，唇厚色深红。乳房发育不良。

处方：黄连 5g，黄芩 10g，白芍 30g，阿胶 15g，生甘草 15g，生地 20g，15 剂。

2010 年 2 月 8 日：末次月经 1 月 28 日来潮，诸症均消失。

（五）四逆散

【适用病证】 月经色黑量少、经期紊乱或闭经、月经期头痛、腹痛、失眠、烦躁等。患者大多有精神紧张、工作学习压力大等诱因。月经周期紊乱、经前期紧张症（PMS）多见。

【应用参考】

1. 本方多用于中青年患者，女性多见，其人体型中等偏瘦，面色黄或青白，上腹部及两胁下腹肌比较紧张，按之比较硬，四肢冷，脉多弦。如乏力、腹壁松软者慎用。

2. 本方多服久服，有人会出现腹泻、乏力感等，停药后消失。

3. 精神压抑、咽喉异物感、腹胀、恶心呕吐，合半夏厚朴汤；经前头痛、腹痛，合当归芍药散；痤疮，合桂枝茯苓丸；

闭经、面黄黯，加当归 10g，川芎 10g，桃仁 10g，红花 5g。

【典型案例】

孙女，29 岁，160cm/46kg。2016 年 5 月 27 日初诊。

病史：痛经 7～8 年，反复反作，经前乳胀，全身游走性疼痛，入夜下肢酸胀，磨牙，进食后腹胀，嗳气，大便先干后溏，偶有肛裂。

体征：体瘦，面部棱角分明，面部表情不丰富，语速快，腹肌紧张，下肢浅表静脉显见，脉弦。

处方：柴胡 15g，白芍 15g，枳壳 15g，生甘草 5g，当归 10g，川芎 15g，桃仁 10g，红花 5g，9 剂，3-2 服法。

2016 年 12 月 21 日：整体状态改善，痛经改善。现便秘便血，专科诊断肛裂Ⅱ度。入睡困难，12 点后方可入睡，多梦，常磨牙。腰部游走性疼痛，月经多血块。

处方：柴胡 20g，枳壳 20g，生甘草 10g，生白芍 20g，黄芩 10g，红枣 20g，10 剂。

2017 年 1 月 2 日微信反馈：患者诉效果非常好，痛经缓解，鼻涕减少，多梦减轻，便秘改善，但药后时有拉稀及胃不适感。

（六）葛根汤

【适用病证】月经逾期不至或闭经、多囊卵巢综合征见体格壮实、肥胖、痤疮、多毛者。还可用于不孕症、痛经、月经量少、乳汁淤积等。

【应用参考】

1. 本方可导致月经提前或量多，月经期当减量服用或停服。月经过多者、贫血消瘦者慎用。

2. 哺乳期慎用，过量服用可能导致婴儿睡眠易醒或多汗、烦躁等。

3. 体弱多病、瘦弱面白、多汗者慎用，心功能不良者、心律不齐者也应慎用。

4. 本方应餐后服用。服用本方后，应嘱咐患者避风寒，多运动出汗。

5. 面部痤疮紫黑、小腹部隆起者，加桃仁 15g，大黄 10g，芒硝 5g；肥胖，面色黄干燥，贫血、浮肿貌，加当归 10g，川芎 15g，白术 15g，茯苓 15g，泽泻 20g。

【典型案例】

胡女，27 岁，166cm/55kg。2019 年 9 月 25 日初诊。

病史：月经稀发 1～2 年，婚后 1 年未孕。诉月经稀发，2～3 个月 1 次，体重增加（之前 45～50kg），末次月经 2019 年 7 月 13 日。食欲可，大便 1 次 / 日，时便秘。

体征：体中，眉浓，背部痤疮，脸有散在痤疮，腹部隆起，小腹充实。

处方：葛根 50g，生麻黄 15g，桂枝 15g，赤芍 15g，桃仁 15g，茯苓 15g，丹皮 15g，制大黄 5g，怀牛膝 30g，生甘草

5g，干姜 5g，红枣 20g，20 剂，5-2 服法。

2019 年 10 月 23 日：药后 10 天月经至，经期 7 天，经量正常。后背痤疮消退。原方加当归 10g，川芎 15g，15 剂，1/2 服法。

（七）荆芥连翘汤

【适用病证】 盆腔炎、宫颈糜烂、不孕症等。大多有腰腹坠胀、带下色黄腥臭，月经量多有血块或黏稠，或有性接触出血等表现。人类乳头状病毒（HPV）感染者也能应用。

【应用参考】

1. 本方能消炎助孕，对炎性不孕有效。

2. 适用本方者大多是年轻女性，肤白红油，唇红舌红、食欲旺盛者。

3. 本方苦寒，服用本方后可能出现食欲不振、胃痛或腹泻等，可减量或停服。

4. 贫血、食欲不振、肝肾功能不全者慎用。

【典型案例】

杨某，女，165cm/60kg。2010 年 6 月 12 日初诊。

病史：2008 年结婚至今未孕，患宫颈糜烂，经西医治疗后，还是未孕。经前左下腹隐痛，白带呈黄绿色，时有口腔溃疡和牙龈出血。

体征：体型中等，肤色白，唇红。手脚冷，脉滑。

处方：荆芥10g，防风10g，柴胡15g 连翘20g，薄荷10g，白芷10g，桔梗10g，生甘草5g，枳壳15g，黄连5g，黄芩10g，黄柏10g，栀子10g，当归10g，白芍10g，生地15g，川芎10g，14剂，隔日1剂。

2010年8月14日：服药后症状消失，情绪稳定，未有腰痛，原方隔日服用。

2011年5月4日剖腹产得到一健康男婴。

十一、儿科病

小儿是基层中医的一大服务群体，其常见的过敏性疾病、免疫性疾病、精神心理疾病、功能性疾病，多反复发作，家长苦不堪言，孩子非常恐惧医院和医生。

经方注重患者的个体差异，注重患儿的心理，有许多调理体质和调节身心的配方，效果明显。而且，经方是天然药物，相对安全，特别是经方以口服为主，简单方便，对证下方以后，药液并不苦口。所以，与其他疗法相比，痛苦和风险小，孩子愿意接受。

（一）半夏厚朴汤

【适用病证】儿童食欲异常、消化不良、腹痛、腹泻、反复鼻塞、咳嗽、咽痛、皮肤瘙痒等，如伴有腹胀、恶心、痰多、舌苔黏腻者，可用本方。

【应用参考】

1. 本方适用的孩子大多表情丰富，眨眼频繁，挤眉弄眼，好动，易激惹，好挑食，易呕吐，舌苔多厚或黏腻。本方有理气止呕、止咳化痰的功效，能抗焦虑、抗抑郁、镇呕止吐、促进胃肠蠕动、抑制咽喉胃及食管反流、改善吞咽功能。

2. 服用本方须配合心理疏导，要给予安慰和鼓励。

3.本方可以加味，咳嗽反复，合小柴胡汤；咽喉疼痛，加桔梗、甘草、栀子、连翘；厌食，舌苔厚，腹痛便秘，加枳壳；咽喉红、烦躁失眠，加连翘；鼻衄，加栀子、连翘、黄芩。

【典型案例】

张某，女，7岁，125cm/22kg。2013年9月18日初诊。

病史：扁桃体反复发炎肿大4年，几乎每月必发，今年暑假期间发作3次。食欲不佳，易恶心，大便干。睡眠不好，入睡困难，夜间汗多，磨牙。常诉疲劳手脚心热。

体征：表情丰富，好动，舌尖红苔薄腻。

处方：姜半夏10g，厚朴10g，茯苓10g，苏叶5g，桔梗5g，生甘草5g，枳壳10g，连翘15g，3-2服法，9剂。

2013年10月12日：药后扁桃体肿大未再发，手脚心热减轻。

（二）温胆汤

【适用病证】以恶心呕吐、眩晕、心悸、失眠、易惊等为特征的儿科疾病，如创伤后应激障碍（PTSD）、儿童恐惧症、儿童睡眠障碍、儿童焦虑症、多动症、癫痫、抽动秽语综合征、儿童单纯性肥胖、儿童近视等。

【应用参考】

1.适用于本方的孩子大多营养良好，体型偏胖，圆脸居多，目睛大而明亮；好联想，反应敏捷；易惊恐，常有恐高、宠物恐惧、焦虑不安等；易睡眠障碍，多噩梦；易眩晕，晕车、晕船；易肌肉抽动、痉挛等；发病多有惊恐诱因。

2. 本方有壮胆、助眠、定眩、止呕、宽胸等功效，能镇静、抗焦虑、改善睡眠质量。

3. 服药期间不能训斥恐吓，别看恐怖场景。

4. 胸闷烦躁，腹胀，舌红，合栀子厚朴汤；多动不安、体格壮实者，加麻黄。

【典型案例】

应男，6岁，125cm/36kg。2016年6月29日初诊。

病史：癫痫2个月，至今已发5次。常有失神，发作后有恐惧感。睡眠易醒，梦中会突然起身。害怕时常说有东西在一旁（黑暗处），害怕恐龙玩具。烦躁，易出汗，痰多，多动，易饥多餐多饮，发病至今未服西药。有鼻窦炎及腺样体肥大。

体征：体胖壮，唇红，叩击腹部有鼓声。

处方：姜半夏20g，茯苓20g，陈皮20g，生甘草5g，枳壳20g，竹茹10g，生麻黄5g，生石膏30g，杏仁15g，生姜15g，大枣20g。

2016年7月13日：药后癫痫至今未发，心情好转。就诊时说不怕鬼了。原方续服15剂。

（三）柴胡加龙骨牡蛎汤

【适用病证】 儿童脑实质损害以及脑功能障碍的疾病，如癫痫、脑瘫等。也能用于儿童抑郁症、儿童恐惧症、多动症、夜惊夜游症、小儿舞蹈症、小儿多动症等。

【应用参考】

1.适用本方的孩子大多体格中等或壮实，缺乏光泽，表情淡漠；性格内向，易哭泣，多睡眠障碍，如夜惊、梦游等；易于出现恐惧、焦虑不安等情绪；舌苔黄或厚，伴有便秘、口臭等。

2.本方具有安神定惊的功效，是传统的脑病方，能抗抑郁、改善睡眠质量、消除恐惧感、增进记忆力等。

3.大黄用量应调整。便秘用生大黄。消瘦、食欲不振或腹泻者，去大黄，加甘草。

4.胸闷、腹胀、舌尖红，加合栀子厚朴汤；大便不通，加厚朴、枳壳。

【典型案例】

（1）许男，9岁，145cm/33kg。2019年4月16日初诊。

病史：儿童抽动症5年。很多小动作，喜欢摸眼皮，常清嗓子。食欲差，挑食不吃蔬菜。易激动，睡眠差，入眠困难，易惊醒、多梦。大便2日1次。

体征：体偏瘦，眨眼频繁，敏感，腹肌紧张，唇红。

处方：柴胡15g，黄芩10g，姜半夏15g，党参10g，桂枝10g，茯苓20g，龙骨15g，牡蛎15g，干姜5g，红枣20g，制大黄5g，生石膏30g，1/2服法，15剂。

2019年9月24日：症状改善很多，小动作减少。最近入学后有反复。原方加生甘草5g，浮小麦30g，20剂，服法同上。

（2）李女，6岁，115cm/19kg。2018年11月20日初诊。

病史：发育慢，腿没力，走路不稳，容易摔倒，病程6个月。核磁共振2018-11-18：双侧大脑半球白质区异常信号伴弥散受限，考虑遗传代谢性脑白质病。西医治疗效果不明显。时腹痛，睡眠梦多，胆小，不能憋尿，易鼻衄，大便干。

体征：表情淡漠，肤黄，眼圈黑，眨眼慢，动作协调性差。脐跳，舌红。

处方：柴胡12g，黄芩6g，姜半夏12g，党参12g，桂枝12g，茯苓12g，制大黄6g，龙骨12g，牡蛎12g，干姜6g，红枣15g，1/2服法，15剂。

2019年7月23日：走路可，摔倒次数减少，情绪好转，学习能力提高，梦少，大便一日1次。母亲反馈药后孩子变聪明了。原方25剂，服法同上。

（四）小柴胡汤

【适用病证】儿童感冒发热，见发热持续，有汗，微恶风，或呕吐，食欲不振，或咳嗽，或咽痛，特别是病毒性疾病导致的发热，如病毒性感冒、风疹、水痘、腮腺炎等。此外，儿童的过敏性疾病，如支气管炎、支气管哮喘以及变异性哮喘等，也可以选用本方。

【应用参考】

1. 本方有退热、抗炎、驱风、解郁、理虚等功效。能改善患儿体质，提升食欲、调节免疫功能以及抗抑郁、抗过敏。

2. 退热时柴胡应重用，通常在30g以上，一般日服4次，以得汗为度；

3. 小儿易于感冒，症状缓解后可间断性服小柴胡汤调理体质。

4. 本方加味较多，咽喉痛，干咳，加桔梗；扁桃体肿大、淋巴结肿大，加生石膏、连翘；咳喘痰多，合半夏厚朴汤；痰黄稠，合小陷胸汤。

【典型案例】

杨男，1岁10个月，85cm/11.5kg。2017年6月14日初诊。

病史：出生后三四个月时患肠炎，后开始便秘，3～4天1次，依赖开塞露。"想拉但不出来就不用劲了，害怕开塞露。"大便黑臭干硬粗大，肛裂出血。儿童医院排除巨结肠。服用中药或不给看动画片后食欲不好，时恶心，睡眠不安时哭闹，夜间磨牙。

体征：瘦小，囟门未闭，舌苔略厚。

处方 1：桂枝 10g，白芍 20g，炙甘草 3g，干姜 2g，红枣 20g，麦芽糖 50g；处方 2：姜半夏 10g，茯苓 10g，厚朴 10g，苏梗 10g，连翘 20g，可适量加麦芽糖，各 7 剂，两方交替隔天服。

2017 年 7 月 13 日：症状如上，大便已 4 天未排，挣便时恶心干呕，喜喝饮料，进餐需人喂，无法专心坐下就餐。表情淡漠。

处方：柴胡 20g，黄芩 5g，姜半夏 10g，太子参 10g，生甘草 5g，厚朴 10g，茯苓 10g，苏叶 5g，连翘 20g，干姜 3g，红枣 15g，15 剂，5-2 服法，症减改隔天服。

2017 年 8 月 2 日：进食已无恶心，已能自动排便，大便通畅，情绪高涨（门诊会主动叫爷爷），脸上有笑容，脸部表情丰富（扮演孙悟空、猪八戒），食欲好。原方改厚朴 15g，20 剂，服法同上。

（五）麻杏石甘汤

【适用病证】儿童的各种肺炎、支气管哮喘、急慢性支气管炎等。另外，本方对儿童的接触性皮炎、荨麻疹、玫瑰糠疹、特应性皮炎、霰粒肿、结膜炎、扁桃体、腺样体肥大、遗尿等也有效果。

【应用参考】

1. 本方具有清热宣肺的功效，能止咳、平喘、化痰，还能止痒。

2. 本方适用的孩子大多营养状况好，皮肤比较粗糙黄黯，毛发黑亮，口唇红，面部或眼睑可见轻度浮肿貌；性格活泼开朗，好动；怕热，多汗、口渴，喜冷饮及水果；汗液、痰液、鼻涕多黏稠，口干口苦，大便干结等；容易咽痛鼻塞，容易咳喘，皮肤易起红疹风团瘙痒。

3. 小儿佝偻病、心脏病患者慎用。

4. 痰黄黏，合小陷胸汤；胸闷烦躁，加黄芩、栀子、连翘；大便不通，加大黄、瓜蒌。

【典型案例】

陈男，4 岁，102cm/16 kg。2019 年 6 月 5 日初诊。

主诉：咳嗽气喘持续半年。鼻塞伴鼻痒，受凉即咳，磨牙打鼾，多汗。

体征：体壮，肤白，眼泡微肿。江苏省中医院（2019 年 6 月 4 日）：超敏 C 反应蛋白 15mg/L（<8mg/L）。

处方：生麻黄 5g，杏仁 10g，生石膏 30g，生甘草 5g，生梨 1 枚，服时加少许冰糖，10 剂。

2019 年 6 月 26 日：期间咳嗽气喘未作，磨牙、打鼾改善，食欲好转明显。原方 10 剂，隔天 1 剂，服法同上。

（六）小青龙汤

【适用病证】 小儿支气管哮喘、变异性咳嗽、花粉症、过敏性鼻炎、病毒性结膜炎等。

【应用参考】

1. 适用于本方的孩子大多面色多青灰色，绝少面红光亮者；或面部黧黑，两眼眶发青；比较安静，怕冷明显，尤其是背部和胸部；咳嗽气喘，鼻涕、痰液水样或透明如鸡蛋清，或是泡沫样痰，量多；舌苔白湿润、舌面水滑；口内清涎多，口不干渴。

2. 本方有散寒化饮的功效，能止咳平喘、抗过敏、减少痰液鼻涕的分泌。

3. 本方服用后可能出现痰、涕、口水等分泌物变少，咳喘减轻，口干渴，是正常反应，不可饮用冷水或食用生冷水果。

4. 本方服用后出汗明显、晚上睡眠变浅，可去麻黄。

5. 如上呼吸道感染发热烦躁、多汗、脉滑、咽喉红、唇舌红者，加生石膏。

【典型案例】

高男，6岁，125cm/21kg，2018年11月20日初诊。

病史：过敏性鼻炎5个月。感冒则流鼻涕咳嗽，流清鼻涕，夜里有汗，时尿床。脾气急躁，大便偏干。

体征：右侧扁导体3度肿大。

处方：干姜3g，细辛3g，五味子5g，生麻黄5g，生甘草5g，桂枝10g，白芍10g，姜半夏10g，杏仁10g，生石膏20g，7剂，餐后服，症状缓解后隔天服。

2018年11月27日：清鼻涕减少，尿床已无（会自己起床排尿），扁桃体肿大情况改善。近期饮奶茶症状加重。原方7剂。每次加生梨1枚，切片入煎，服时加冰糖适量。

（七）桂枝加龙骨牡蛎汤

【适用病证】小儿缺钙、佝偻病、小儿肺炎的迁延期、小儿遗尿、小儿多汗症、小儿夜啼、癫痫、脑瘫、大脑发育不良、小儿心脏病等。

【应用参考】

1.本方有强壮、镇静、安神的功效，能改善睡眠、补钙壮骨、改善体质。

2.适用于本方的孩子大多体型偏瘦，目无神，皮肤白皙湿润，毛发细软发黄，腹直肌紧张；易疲劳，易出汗，易惊恐，易失眠，易哭闹、烦躁不安。

3.食欲不振者，可加党参、山药；消瘦，喜甜食，可以加麦芽糖。

【典型案例】

赵女，2岁，86cm/10.6kg。2013年4月22日初诊。

病史：脑瘫病史2年。生长发育迟缓，不能翻身及爬行，精神差，好哭闹，不能与人交流。常咳嗽气喘，盗汗，食欲差。消瘦，头发色黄稀疏，眼睛无神。

处方：肉桂5g，白芍10g，龙骨15g，牡蛎15g，炙甘草

5g，干姜 3g，红枣 20g，10 剂，每剂水煎成 200mL，服 1～2天，每日 3 次。

2013 年 8 月 26 日：家长诉药后精神好，已能与家人进行眼神交流，盗汗、咳嗽减少，食欲增加，已能自己翻身、爬行。原方。

（八）小建中汤

【适用病证】以消瘦、腹痛、大便干结为特征的儿科疾病，如过敏性紫癜、肠套叠、肠痉挛、小儿疝气、腹型癫痫、肠激惹综合征、过敏性紫癜、小儿便秘、小儿巨结肠病、小儿癫痫等；也能用于瘦弱、食欲不振的孩子的体质调理，如小儿甲减、低体重、营养不良、贫血、尿频及遗尿等。

【应用参考】

1. 本方有强壮、解痉止痛、通便的功效，能改善患者体质、增加体重，还能促进排便。

2. 本方适用的孩子大多体型消瘦，胸廓扁平，肌肉不发达或萎缩；腹部按压腹直肌痉挛或软弱无抵抗；皮肤发黄或白色无光泽，手掌发黄，头发黄细软、稀少；容易饥饿，一吃就饱，食量小，进食慢，好甜食；容易腹痛，受凉饥饿紧张均可引发，其痛为阵发性，或隐痛；大便干结，甚至如栗状；舌质柔嫩，舌苔薄白，无厚腻苔。

3. 肥胖者，或发热恶寒无汗者，或发热、烦躁、口渴引饮、舌红、苔干或黄腻者，当忌用或慎用。

4.部分患儿服用本方可出现肠鸣、腹泻，可减少白芍的用量。

5.失眠盗汗，加龙骨 15g，牡蛎 15g。

【典型案例】

（1）忻男，6 岁，115cm/16.7kg。2018 年 10 月 29 日初诊。

病史：特应性皮炎 7 年余。后半夜痒醒。大便粒状。食量少，喜甜食粽子。对鸡蛋、尘螨过敏。

体征：体瘦，皮肤干燥。舌黯红，唇红。腹直肌拘急。

处方：桂枝 10g，白芍 20g，炙甘草 5g，干姜 2g，红枣 20g，麦芽糖 30g，20 剂，5-2 服法。

2018 年 11 月 26 日：服药 2 周后食欲改善、皮肤瘙痒明显好转。皮肤光泽好转，面色红润。

（2）邹男，11 岁，141cm/28kg。2017 年 11 月 7 日初诊。

病史：发育迟缓。经常腹痛，晨起或上学时会发作。常流口水，有口腔溃疡，大便日 4 行，偏干。

体征：面色黄黯，唇红干裂，舌红苔薄，头发黄。

处方：桂枝 10g，白芍 20g，炙甘草 5g，干姜 3g，红枣 20g，麦芽糖 30g（冲），20 剂。

2017 年 12 月 5 日：体重 29.6kg。腹痛偶作。原方 30 剂，5-2 服法。

（九）五苓散

【适用病证】以呕吐腹泻、出汗多、小便不利为特征的儿科疾病，如急性胃肠炎、胃肠型感冒、流行性腹泻、消化不良、抗生素腹泻、婴幼儿腹泻，小儿溢乳呕吐、新生儿呕吐、脂溢型和渗出型的小儿湿疹、小儿流涎不止、小儿遗尿、脑积水、鞘膜积液等。

【应用参考】

1. 本方有通阳利水的功效，能止呕吐、利小便、增加胃肠道对水的吸收。

2. 本方适用的孩子大多皮肤黄，缺乏光泽，舌胖大质嫩边齿痕，苔白厚腻或水滑苔；易浮肿，多汗，口渴喜饮，或容易吐水；小便量少色黄不畅，或量多次频；胃内振水音，或明显肠鸣音；腹泻或大便不成形，饮冷或进食瓜果易于腹泻；皮损易渗出，多水疱。

3. 五苓散服用后要饮热开水。此是根据张仲景"多饮暖水，汗出愈"的经验。临床发现服用热开水后舒服，而冷开水则会导致腹泻或大便不成形，或越喝越渴。另外，服五苓散后不宜吃冰冷食物。

4. 吐水患者宜散剂，无上消化道症状者用汤剂。

5. 夏天水泻发热，汗多热不退，恶风，口渴而小便黄短，或有头痛，常用桂苓甘露饮（五苓散加生石膏、六一散、寒水石）。

6. 发热反复、腹泻者，合小柴胡汤。

【典型案例】

（1）5岁男孩，患痢疾，高热下降后，出现烦躁，拒绝盖被，口渴，水入即吐，饮一口吐出两三口，小便不利，脉浮数大而无力。以五苓散2g用米汤溶化服用，服一剂呕吐停止，小便利，食欲好转，渐渐恢复。（《汉方临床》4卷12号矢数道明案例）

（2）3岁男孩，流涎沫频频不止，一日需换围嘴布约50块。经常发生湿疹。因小孩口渴，小便少，故与五苓散。服药10日，一日约换围嘴布25块；再服10日减至15块，小便增多，2个月后减少至10块。（《临床应用汉方处方解说》寺师睦济医案）

（十）竹叶石膏汤

【适用病证】小儿的长期低热、久咳、食欲不振、多汗等，特别适用于儿童发热性疾病的恢复期低热、小儿夏季厌食低热、小儿反复发作的口腔溃疡等。

【应用参考】

1. 本方有清热养阴的的功效，能增加体重、提振食欲、止汗。

2. 适用本方的患儿多见消瘦、苍白，腹壁菲薄，脉数无力；发热或不发热，但有多汗，口渴，口舌干燥；大多食欲差，食量不大，大便干结，小便黄。

3.无汗不渴、身凉、脉静者慎用；腹泻者慎用。有些患者，虽无体温，脉象也数，要等体质恢复后才能趋缓。

4.本方证以大便干结者较多，但也有腹泻依然使用竹叶石膏汤而大便反而变干者。

【典型案例】

刘男，3岁。2012年3月19日初诊。

病史：2011年10月28日淋巴结发炎，10月30日摄片示：肺部占位，EB病毒感染，病理切片诊断为神经母细胞瘤。化疗3次后手术。现准备第5次化疗。近查PLT64×10⁹/L，WBC4.06×10¹²/L。食欲不振，半边身热半边身冷（神经母细胞瘤症状）。

体征：肤白，皮肤湿润，舌红苔黄，舌面有溃疡。

处方：淡竹叶10g，生石膏15g，北沙参15g，麦冬20g，生甘草5g，山药20g，姜半夏5g，7剂。

2013年6月10日：无明显不适症状，夜间出汗（右侧有左侧无），饮水多易上火，口腔溃疡，流鼻血。原方10剂，1/2服法。

十二、皮肤病

皮肤是人体最大的器官，机体的任何异常情况都可以在皮肤表面反映出来。所以，皮肤病种类繁多，估计有1000多种。基层常见的皮肤病有病毒细菌性皮肤病的单纯疱疹（热疮）、带状疱疹（缠腰火丹、蛇串疮）、扁平疣、脓疱疮（黄水疮）、丹毒、毛囊炎等。变态（过敏）反应性皮肤病有湿疹、荨麻疹（风疹块）、异位性皮炎等。神经功能障碍性皮肤病有神经性皮炎、慢性单纯性痒疹。红斑及丘疹鳞屑性皮肤病如银屑病（牛皮癣）也常见。痤疮也是青年男女的常见病、多发病。

皮肤的疾病就是全身疾病的缩影，许多全身性疾病也有不同程度的皮肤改变，所以，皮肤病的治疗非常复杂。几乎所有的经方均可用于皮肤病的治疗。

对应不同个体特征，治疗皮肤病常选用下列经方：

（一）桂枝汤

【**适用病证**】皮肤病见丘疹、糜烂、溃疡、皮肤白而干枯、局部不红色淡者，如毛囊炎、痤疮、冬季皮炎、冻疮、荨麻疹、湿疹、下肢溃疡、皮肤皲裂等。

【**应用参考**】

1.运用本方者，大多见形体消瘦、皮肤干枯、自汗、舌黯淡。

2.老人或虚弱体质者应用较多；身体强壮、舌红苔黄、脉数者慎用，凝血机制障碍者慎用。

3.痤疮、毛囊炎等以色不红活，不痛或微痛，疮体平塌，肤色少光泽，寒凉药物无效者适用，如局部红肿热痛者慎用。

4.服用本方后应保暖避风。

5.浮肿或溃疡经久不愈者，加黄芪30g；皮肤干枯萎黄，加当归15g。

【典型案例】

李女，33岁，158cm/40kg。2013年6月28日初诊。

病史：荨麻疹1个月，周身均有，遇风冷则发作。食欲好，易饥饿。

体征：肤白，消瘦。舌质淡嫩，脉弱。

处方：肉桂5g，桂枝10g，白芍15g，炙甘草5g，干姜10g，红枣30g，15剂，3-2服法，药后喝热粥一碗，避风。

2014年4月18日：服上方5剂荨麻疹即消失。近日食螃蟹后出现痒疹。原方加紫苏叶10g，茯苓15g，10剂。

（二）葛根汤

【适用病证】 皮肤病见以肌肉丰满而皮肤干燥粗糙、丘疹、鳞屑者，皮损在头面部、项背部者。

【应用参考】

1.适用本方者，大多体质较为充实，尤其以外观肌肉比较结实、皮肤黝黑或黄黯粗糙者多见，以从事体力劳动或平素身体强壮的青壮年应用的机会较多，年老体弱者、消瘦肤白易汗者、心功能不全者慎用。

2.服用本方后宜避风，取微汗为佳。

3.痤疮、毛囊炎，加大黄10g，川芎15g；荨麻疹、风团，加生石膏30g；银屑病，便秘者，加制大黄10g，芒硝5g，桃仁15g。

【典型案例】

J男，30岁，175cm/75 kg。2017年6月28日初诊。

病史：脸部、唇周及后枕部毛囊炎反复10年。易上火，刷牙有血，易感冒流清涕，食欲正常，大便黏。

体征：体壮，唇红，脸部有瘢痕，咽喉红。

处方：葛根50g，生麻黄10g，桂枝15g，赤芍15g，生甘草10g，干姜5g，红枣20g，生大黄10g，黄芩15g，黄连5g，15剂，症减改隔天服。

2018年6月11日电话回访：药后有效。目前毛囊炎偶发。

（三）小柴胡汤

【适用病证】 皮肤病以丘疹、疱疹、糜烂、苔癣样变、瘙痒剧烈等为特征者。单纯疱疹、带状疱疹、手足口病、神经性皮炎、湿疹、异位性皮炎、日光性皮炎等过敏性皮肤病、病毒感染性皮肤病应用较多。

【应用参考】

1.瘙痒，加荆芥 15g，防风 15g；带状疱疹局部红肿热痛，加黄连 5g，黄芩 10g，黄柏 10g，栀子 15g；局部发黯、疼痛如刺，加瓜蒌 30g，枳壳 10g，白芍 10g，红花 10g；单纯性疱疹，加连翘 30g；神经性皮炎、异位性皮炎，加厚朴 15g，茯苓 15g，苏叶 10g；湿疹，局部分泌物多，并有浮肿者，合桂枝 10g，茯苓 15g，猪苓 15g，白术 15g，泽泻 20g。

【典型案例】

（1）许某，女。2016 年 12 月 24 日初诊。

病史：面部皮肤反复红肿 10 年。特别接触阳光、吹风后发作严重，发红瘙痒，布于眼周，专科诊断日光性皮炎。

处方：柴胡 20g，黄芩 10g，姜半夏 10g，党参 10g，生甘草 10g，白芍 20g，干姜 5g，红枣 15g，荆芥 15g，防风 15g，15 剂。

2017 年 1 月 7 日：皮疹减轻。原方 15 剂。2 月 11 日：皮疹好转，春节稍发，现已平复。

（2）叶某，女，38 岁，169cm/74kg。2017 年 12 月 18 日初诊。

病史：双小腿部皮疹 5～6 年，加重 1 年半，诊断嗜酸性筋膜炎/脂膜炎。口干欲饮，见茶杯就想喝水。大便 2 次质偏稀。

诱因：服用保健品后开始加重。

体征：体胖壮，双小腿水肿皮疹硬结伴破溃，左侧严重。

处方：柴胡25g，黄芩15g，姜半夏10g，党参10g，生甘草10g，苍术30g，白术20g，茯苓30g，猪苓30g，桂枝20g，泽泻40g，干姜5g，红枣15g，白芍20g，20剂。

2018年1月29日：药后下肢水肿减少，皮疹结痂控制，口干明显减轻。原方30剂，5-2服法。

（四）桂枝茯苓丸

【适用病证】皮肤病以皮肤干燥起鳞屑、溃疡、丘疹、囊肿、结节，局部色素沉着、紫黯为特征者。本方适用的皮肤病有痤疮、湿疹、银屑病、脱发、下肢溃疡等。

【应用参考】

1. 银屑病，合麻黄10g，大黄10g，薏苡仁30g，生甘草5g，芒硝5g；痤疮加制大黄10g，川芎15g；脱发，加川芎15g；下肢皮肤溃疡，加怀牛膝30g；便秘加生大黄10g，甚至芒硝10g；面红油亮者，合三黄泻心汤。

2. 容易出血、凝血机制障碍者慎用。

3. 服用本方后可能出现腹泻或大便不成形，停药可恢复。

【典型案例】

某女，1989年生人，156cm/48kg。2018年1月12日初诊。

病史：痤疮伴失眠 4 年。痤疮熬夜后开始，西药激素治疗痤疮变本加厉。多发于下巴，有脓头，经前加剧。牙龈炎，牙龈易出血，冬天手脚冰凉，睡眠差，记忆力差，下肢冷，脾气暴躁。

体征：唇红厚，舌苔厚腻，脸油，左少腹压痛，眼睑红。

处方：桂枝 10g，肉桂 5g，茯苓 15g，丹皮 15g，赤芍 15g，桃仁 15g，制大黄 5g，黄连 5g，黄芩 10g，10 剂，5-2 服法。

2018 年 1 月 24 日：痤疮好转，皮损白脓即消，脸油减少。

（五）五苓散

【适用病证】湿疹、扁平疣、黄色瘤、脂溢性皮炎、脱发、多形性红斑、水痘、带状疱疹等皮肤病见皮肤渗出明显或有水疱，并有全身症状的口渴、小便不利、浮肿、腹泻、多汗等者。

【应用参考】

1. 五苓散可用汤剂，也可按猪苓 3 泽泻 5 白术 3 茯苓 3 肉桂 2 的比例打成散，每服 5g，日 1～3 次。

2. 服用本方后宜喝些热开水，取微汗出者为佳，不宜饮用冷水。

3. 扁平疣，加薏苡仁 30～60g；单纯疱疹，合小柴胡汤。

【典型案例】

L 女，28 岁。2011 年 9 月 24 日初诊。

病史：湿疹反复 3 年，加重 3 周。皮损发于四肢，瘙痒严重，渗出较多。现怀孕 2 个月。口渴喜饮，大便易不成形，下肢易浮肿，汗出较多。

体征：体中，面黄。双下肢轻度水肿。

处方：白术 100g，茯苓 100g，猪苓 100g，泽泻 100g，肉桂 60g，生薏苡仁 200g。打粉，每服 5g，每日 3 次，开水或米汤调服。

后记：2012 年 4 月 24 日患者挺着大肚子送来锦旗致谢，得知服药一个半月，湿疹得以完全控制。

（六）黄连解毒汤

【适用病证】皮肤病见脓疱、糜烂、斑疹、丘疹、出血者，或见红、肿、热、痛、烦者。本方可用于治疗湿疹、脓疱疹（黄水疮）、带状疱疹、多发性疖肿、丹毒、银屑病、白塞病、淋病、尖锐湿疣、生殖器疱疹等。

【应用参考】

1. 本方适用的体质大多体格强健，肌肉坚紧，面色红有油光，目睛充血多目眵，口唇黯红，舌质坚敛，脉滑数；易烦躁，易睡眠障碍；皮肤常有疮疖，口舌易生溃疡，小便黄短等。如畏寒怕冷、精神萎靡、食欲不振、面色萎黄者慎用，肝肾功能不全者忌用。

2. 本方不宜久服，应中病即止。

3. 大便干结，加制大黄 10g；淋巴结肿大、发热多汗，加连翘 30g；皮肤干红，或容易出血者，加生地黄 30g，白芍 15g，当归 10g，川芎 10g；瘙痒剧烈，加荆芥 15g，防风 15g，薄荷 10g，柴胡 15g，甘草 5g，白芷 10g，桔梗 10g。

【典型案例】

李女，27 岁，168cm/65kg。2014 年 6 月 7 日初诊。

病史：面部痤疮多年。妇科炎症反复发作，带下黄。经期第 2～3 天腹痛严重，经来有血块。有痔疮。

体征：体型偏胖，面色滋润，面部油腻，痤疮满布，色红出脓头。舌红，脉滑。

处方：黄连 5g，黄芩 10g，黄柏 10g，栀子 10g，制大黄 10g，生甘草 20g，10 剂，5-2 服法。

2014 年 6 月 21 日：面部痤疮明显减轻，痛经缓解。原方续服，10 剂，每周服 2 剂。

（七）防风通圣散

【适用病证】皮肤病以风团、丘疹、苔癣样变、瘙痒为特征者。本方适用于荨麻疹、痤疮、湿疹、毛囊炎、扁平疣、瘙痒症、异位性皮炎、银屑病、日光性皮炎等。

【应用参考】

1. 本方适用的患者多见体壮面红，毛黑，腹大按之有底力，脐部尤其饱满；皮肤粗糙、干燥，皮肤易过敏而生红疹、瘙痒，易生痤疮等；食欲好，便秘，唇红或黯红。女性月经多偏少或稀，甚至闭经。容易有高血压、高脂血症等。消瘦、贫血、食欲不振者慎用，孕妇慎用。

2. 本方服用后可能会出现腹泻、发汗、心悸等，可以减量或停服。

3. 有患者服用后有发作加重趋势，不必惊慌，继续服用，可趋于缓解。

4. 本方可以制成丸剂，便于经常服用，改变体质。

5. 如果无便秘，可以不用芒硝。

6. 用于异位性皮炎、过敏性皮炎等瘙痒性疾病，处方可做如下调整：生麻黄 10g，生石膏 30g，生甘草 5g，制大黄 10g，荆芥 15g，防风 15g，连翘 30g，薄荷 10g，桔梗 10g。如用于治疗儿童异位性皮炎，一般水煎成 300mL，每次服用 30～50mL，每天 2～3 次。

【典型案例】

王男，27 岁，172cm/92kg。2014 年 6 月 17 日初诊。

病史：慢性荨麻疹近 3 年，过敏性鼻炎 2 年。经常打喷嚏、流涕、鼻塞，皮肤划痕征阳性。困倦、嗜睡。脂肪肝，尿酸高。

体征：胖壮，黑毛大肚，舌红。

处方：防风15g，荆芥15g，生麻黄10g，滑石15g，生甘草5g，生石膏20g，制大黄10g，芒硝5g，苍术20g，黄芩10g，栀子10g，连翘20g，当归10g，川芎10g，白芍10g，桔梗10g，薄荷5g，干姜10g，1-2服法，15剂。

2014年9月16日：药后荨麻疹控制，皮肤划痕征阳性时间明显变短，体重稍有下降。原方生麻黄15g，服法同上，15剂。

（八）荆芥连翘汤

【适用病证】皮肤病见皮肤油腻、渗出、红斑、脓疱、瘙痒等。本方是治疗皮肤病的常用方，可用于治疗痤疮、毛囊炎、湿疹、过敏性紫癜、银屑病、脓疱疮、红斑狼疮、硬皮病、结节性红斑等。

【应用参考】

1.本方适用的体质大多体格健壮，青壮年居多，面有油光，唇红，咽喉充血，舌红；多易烦躁、焦虑或抑郁，易头痛头昏、皮肤瘙痒、鼻衄、咽痛、口腔溃疡、淋巴结肿大。女性多见月经量多、黏稠有血块。贫血、食欲不振、肝肾功能不全者慎用。

2.本方不宜长期服用，如服用超过一个月，须检查肝功能。

3. 如大便干结，加大黄 10g；口渴汗多、遇热疾病加剧者，加生石膏 30g。

【典型案例】

纪男，60 岁。2009 年 7 月 13 日初诊。

病史：2009 年 2 月出现全身弥漫性黯红湿疹，身上可见粟粒大小的脓疱、水疱，部分红斑融合成片，左股外侧见一黄豆大小紧张性水疱，基本无红斑，尼氏征（-），怀疑为嗜酸性脓疱性毛囊炎。既往有脑干出血、前列腺增生、肺结核等病史。

现症状：全身红斑丘疹，脓疱瘙痒，以晨起、傍晚、夜间为甚，影响睡眠。怕热，多汗，汗出黏稠，多痰，脚癣。血压控制不理想 143～130/98～110mmHg。

体征：面红油光。舌黯红，脉弦滑有力。

处方：荆芥 15g，连翘 30g，柴胡 15g，防风 15g，生甘草 5g，桔梗 10g，薄荷 5g，枳壳 10g，当归 10g，川芎 10g，白芍 15g，生地 15g，黄连 5g，黄芩 10g，黄柏 10g，栀子 10g，白芷 10g，制大黄 10g，15 剂，每日 1 剂。

2009 年 7 月 20 日复诊：瘙痒好转，现在每天发作 1～2 个小时。血压平稳。原方柴胡加至 20g，生石膏加至 20g，继续服用。

（九）温经汤

【适用病证】 女性的皮肤病局部皮肤干燥粗糙，并伴有月经不调或闭经，月经量少或难以怀孕，检查雌激素水平低或基础体温偏低者。如痤疮、手足皲裂、指掌角化症、湿疹、唇炎、脱发、黄褐斑、指甲剥离等皮肤病有应用本方的机会。

【应用参考】

1.月经过多者，或有子宫肌瘤者，或经前乳房胀痛者，慎用本方。

2.体形肥满壮实、营养状态好、面色红润者慎用。

3.体型不瘦，痤疮多，加葛根30g，生麻黄5g；局部皮损紫黯、皮肤干燥，加桃仁15g。

【典型案例】

黄某，女，21岁。165 cm/ 55 kg。2017年6月21日初诊。

病史：月经稀发量少3年，唇炎3个月。半年前检查雌激素低下。近日唇炎肿胀痒严重，服用开瑞坦3日，肿胀依旧。近2年手掌皮肤易开裂。

诱因：月经不调于高考半年前开始，患者怀疑唇炎与4个月前的种植牙和长期服用温补药有关联。

既往史：儿时湿疹，过敏性鼻炎，支气管哮喘，肺炎，水痘，粉尘、蟑螂过敏（喷嚏、眼目痒）。

体征：唇厚，手细嫩，无脐毛、体毛，手心汗，舌苔剥苔。

处方：吴茱萸5g，党参10g，麦冬20g，姜半夏10g，炙甘草5g，肉桂10g，白芍10g，当归10g，川芎10g，丹皮

10g，阿胶 10g，干姜 5g，红枣 30g，5-2 服法，15 剂。

2017 年 7 月 26 日：上方服药期间唇炎好转，月经连续 3 个月均来潮、量少。原方炙甘草加至 10g，20 剂，服法同上。

2017 年 8 月 30 日：月经尚未至，乳胀痛 1 周，唇炎有发，但外观见不明显。原方加葛根 30g，生麻黄 5g，黄芩 10g，15 剂，经至后隔天服。

2017 年 10 月 12 日：唇炎完全治愈，肿胀、痒已无。

（十）黄连阿胶汤

【适用病证】皮肤枯燥、瘙痒、红斑、皲裂，局部略带红色而干燥、脱屑、瘙痒程度不严重，皮肤肿胀不明显，风吹或日照晒则恶化，面部的皮损较多，同时大多伴有睡眠障碍或容易疲劳的患者。

【应用参考】

1. 病情顽固难愈，常规疗法无效者，可以考虑本方。

2. 适用本方者，女性为多；舌脉非必见。

3. 本方起效大多在 7 天以内，或睡眠改善，或皮肤红斑消退。

4. 有出血倾向者，加生地 30g，丹皮 15g。

【典型案例】

女，42 岁，163cm/53kg。2017 年 12 月 4 日初诊。

病史：激素类皮炎反复 4～5 年。面部红疹，前额、脸颊、鼻翼两旁明显。结婚 2 年未孕，月经稀发。

体征：体瘦肤白，唇舌红，下肢皮肤干燥。

处方：黄连 5g，黄芩 10g，阿胶 10g，白芍 15g，生地 30g，炙甘草 5g，女贞子 15g，墨旱莲 15g，15 剂，5-2 服法。

2018 年 1 月 15 日：服药 10 天后月经来潮（2018 年 1 月 3 日），面部额头及鼻周红疹减退变淡。原方 15 剂，隔天服。

（十一）当归四逆汤

【适用病证】如湿疹、银屑病、毛周角化、痤疮等。见局部皮肤干燥脱屑，遇冷加重；手冷、有冻疮史；皮肤有淡紫色网状青斑者。

【应用参考】

1. 适用本方者大多寒热夹杂，除四肢冰冷外，多有牙龈出血、口腔溃疡、便秘、关节肿痛等，可以合用黄芩汤、泻心汤、黄连阿胶汤、黄连解毒汤、乌梅丸等。

2. 本方服用后，大多手足转温，或有口干感，是正常反应。

【典型案例】

蒋某，女，48 岁，165cm/70kg。2011 年 12 月 19 日初诊。

病史：双小腿及前臂网状青斑 8 年余。四川华西医院诊断为血管炎、动脉粥样硬化。现症状为足趾溃疡，遇冷疼痛，遇热瘙痒，全身疼痛。

体征：壮实，面暗红，手冷脚掌冰冷。足趾紫绀，右足小趾溃疡。

处方：当归10g，桂枝10g，肉桂10g，白芍10g，赤芍10g，北细辛10g，生甘草5g，干姜5g，红枣20g，通草5g，7剂。

2012年2月9日：周身紫绀明显减轻，右足小趾溃疡收口。原方续服。

1个月后反馈：足趾发紫情况明显改善，虽停药疼痛也很轻。

（十二）越婢加术汤

【适用病证】 适用于各种皮炎、湿疹、荨麻疹、日光性皮炎、银屑病等见浮肿、渗出多、皮肤增厚、局部灼热者。也可以用于各种疣。

【应用参考】

1. 适用本方者，多体胖壮或浮肿貌，肤色黄白或红白；唇红，咽红，眼睛充血，或生翳状胬肉等。大多怕热多汗，下肢浮肿或关节肿痛。闷热潮湿季节易于发病。平时饮食肥美者多见。

2. 渗出瘙痒明显，合麻黄连翘赤小豆汤、麻杏苡甘汤等。

【典型案例】

李某，男，51岁，178 cm/87 kg。2016年4月18日初诊。

病史：阴囊湿疹1年余。怕热汗出，"吃碗面条即满头大汗"，腰背每于午后4～5点滚烫。

体征：形体胖，眼泡稍肿，肤白面唇红，眼睑充血，咽喉黯红，双下肢轻微浮肿。舌质黯红，脉滑，100次/分。

处方：生麻黄10g，生甘草5g，生石膏40g，苍术30g，干姜5g，红枣15g，7剂。

2016年4月25日：阴囊湿疹好转，下肢肿消失，腰背滚烫程度减轻。原方14剂。

十三、口腔黏膜病

口腔黏膜病指口腔内黏膜的损坏，常见的口腔黏膜病如下：

1. 疱疹性口炎和唇疱疹：均由单纯性疱疹病毒引起。疱疹性口炎多发生于幼儿及青少年，表现为急性口炎，形成许多水疱，疱破后成溃疡，全身症状有疲倦、发热、淋巴结肿大等。唇疱疹是单纯疱疹病毒感染的复发，症状轻微，局限于唇及口角皮肤。起疱前有灼痛感，水疱很小，但可成簇发生，相互融合而形成一片深褐色结痂。经10天左右可自行痊愈，但可复发。

2. 复发性口腔溃疡：又名阿弗他口腔炎，可发生于任何年龄段，最常见于儿童、青壮年，女性患此病的比例较高。复发性口疮有自愈性和周期性，不经特殊治疗，一般7～10天可逐渐愈合，间歇期长短不等，几天到数月，此起彼伏。复发性坏死性黏膜腺周围炎是一种大型复发性口腔溃疡，常有阿弗他溃疡的前驱史，溃疡面常在0.5～2cm之间，持续时间达1～2个月，愈合后形成瘢痕。贝赫切特综合征的三征是复发性口腔溃疡、眼葡萄膜炎、生殖器溃疡，只出现二征者为不全型，在三征之外尚有消化道出血、血栓静脉炎、中枢神经障碍等严重情况。

3. 口腔扁平苔藓：是一种非感染性、慢性炎症性疾病，其特点是口腔黏膜上出现由白色珠光的小丘疹构成的条纹，它们相交织成网状、树枝状，部分患者可发生癌变，据统计有12.7‰的患者会转化成口腔癌、咽喉癌和鳞状细胞癌。

此外，牙周组织的炎症，如牙龈炎、牙周炎、牙周脓肿等，以及舌觉异常，如舌痛、舌麻、味觉异常等，也是适合经方治疗的病种。

经方治疗口腔黏膜病的思路，一是专病专方，针对疾病的特征用药；二是整体治疗。口腔疾病虽为局部的病变，但常常在整体上有特征可寻，并有相应的经方可用。

（一）甘草泻心汤

【适用病证】青壮年的口腔溃疡。本方是古代狐惑病的专方，可作为复发性口腔溃疡和白塞病的常规用方。

【应用参考】

1. 本方有清热的功效，其效果表现为愈合快，发作周期可延长，减少溃疡的数量，并能抗焦虑、改善睡眠以及健胃止泻。

2. 本方对于体质强健的青壮年的口腔溃疡效果较好，有腹泻等消化道症状以及焦虑、睡眠障碍者效果好。老人、贫血患者的口腔溃疡效果不佳。

3. 适用本方者多营养状况较好，唇舌黯红，结膜充血，消瘦的青壮年患者居多；易口腔咽喉黏膜糜烂，或阴道炎，或外阴部溃疡；大多有焦虑、抑郁、睡眠障碍等；消化道症状比较多见，易腹泻，大便黏臭；易上腹部不适，或腹胀胃痛，或嗳气反流，或有口气等。其诱因多为生活缺乏规律，熬夜、醉酒、饮食辛辣等。

4. 可以用于手足口病。发热，加柴胡；淋巴结肿大者，加连翘；舌苔厚、便秘，加大黄。通常服用 1～3 天。症状缓解即停。

5. 甘草是本方的主要药物，有利于黏膜的修复，用量要大，成人一日量一般多在 10g 以上，也有用至 30g 者。但要注意副反应，甘草多用可能导致反酸、腹胀、浮肿或血压增高。

【典型案例】

高某，男，31 岁。2012 年 1 月 3 日初诊。

病史：2007 年首发虹膜炎，连发 3 年后确诊为白塞病。强直性脊柱炎年余。目睛充血，龟头溃疡，晨僵，晨起易恶心，易腹泻。

处方：生甘草 10g，黄连 3g，黄芩 10g，党参 15g，姜半夏 15g，干姜 5g，红枣 20g，20 剂，5-2 服法。

2012 年 3 月 5 日：外阴溃疡减轻，口腔溃疡仅发作 1 次。原方黄连加量至 5g，20 剂，5-2 服法。

2013 年 11 月 2 日反馈：服用本方近 2 年，情况稳定。

（二）炙甘草汤

【适用病证】 营养不良或贫血患者的口腔黏膜溃疡。贫血老人的扁平苔藓，以及口腔癌晚期的体质调理、高龄老人以及放疗后的口腔干燥。

【应用参考】

1. 本方有强壮营养、补血滋阴的功效，能改善贫血状态、纠正营养不良、增加体重等，特别适用于过分节制饮食，或久病导致营养不良、贫血的老年口腔黏膜病患者。

2. 适用本方的患者大多极度消瘦，肌肉萎缩，皮肤干枯，面色憔悴；贫血貌，或萎黄，或苍白；口唇淡白，舌淡苔少；口腔黏膜大多黯淡不红。此外，其人多有心律不齐，血压低，脉细弱、或数或缓，大便干结难解。

3. 肥胖、水肿者，高血压患者，有血栓或高黏血症者，慎用本方。

4. 本方中有地黄、阿胶、麦冬，剂量过大可能导致食欲下降和腹胀腹泻。必须用炙甘草汤，但食欲素差、体质柔弱者，可采用一剂服用两三天，或用开水将汤液稀释服用，以不胀肚为度。

【典型案例】

范某，男，64岁，170cm/69kg。2014年7月2日初诊。

病史：口腔溃疡反复发作5年，加重2年余。每年发作

5～6次，此起彼伏，外用喷剂无效，夏季严重。

体征：消瘦，面黄，舌嫩。

处方：炙甘草10g，生甘草10g，党参15g，麦冬20g，生地20g，阿胶10g，肉桂5g，桂枝10g，干姜5g，甘杞子15g，红枣30g，黄酒3匙入煎，每日1剂，7剂。

2014年8月22日：服用至今，期间口溃少发。体重71kg。原方加熟地15g，党参改为生晒参10g，15剂，5-2服法。

（三）泻心汤

【适用病证】牙龈出血、口舌糜烂、便秘口臭者。适用于牙周炎、牙龈炎、口腔扁平苔藓、良性类天疱疮、剥脱性龈炎等。或口腔溃疡服用甘草泻心汤无效，并伴有口臭便秘，局部溃疡红肿疼痛剧烈者。也能用于老年人舌乳头炎，见乳头红肿充血，有烧灼感，舌活动时或进食过热、辛辣食物时有刺激痛者。

【应用参考】

1. 本方有清热泻火、止血除痞等功效，能消肿止血。

2. 适用于本方者，大多体格壮实，面色潮红而有油光，舌质黯红坚老、舌苔厚或黄；腹部充实有力，或上腹部不适，大便干结或黏臭；易头痛头昏、鼻衄、齿衄、吐血、皮下出血、头面部感染等；体检可见血压、血脂、血液黏稠度高。

3. 扁平苔藓、良性黏膜类天疱疮、口腔复发性溃疡等见黏膜充血、疼痛剧烈者，冠周炎、牙周脓肿局部红肿热痛、淋巴结肿大、舌苔厚、口臭等，常用本方加味：生大黄10g，黄连5g，黄芩15g，栀子10g，黄柏10g，生甘草20g。水煎服。此方由于大剂量使用甘草，容易出现浮肿，一般症状缓解后药量要减少乃至停服。

4. 本方只能短期服用，如果长期服用，必须辨清体质。以体格壮实、面色潮红而有油光、唇色红或黯红、舌质黯红、舌苔黄腻或干燥者比较适合。

5. 本方有缓泻作用，服用后可出现轻微腹泻，保持每天3次以内是正常的。

6. 除内服以外，本方可以做成漱口液。

7. 本方3味药物的用量可以调整，出血重用黄芩，便秘重用生大黄，烦躁不眠、口苦口干重用黄连。

8. 对于寒热夹杂的体质，或虚寒体质见有出血口糜者，可以合用四逆汤、附子理中汤、温经汤、当归四逆汤等。

【典型案例】

张某，男，70岁，164cm。2015年2月16日初诊。

病史：口腔黏膜类天疱疮7年。口腔黏膜充血糜烂疼痛，入夜必喷口腔炎喷雾剂。大便难，痔疮。

体征：面唇黯红，口气喷人，脉滑、88次/分，有早搏。

处方：黄连5g，黄芩10g，黄柏10g，栀子10g，生大黄10g，生甘草20g，10剂。

2015 年 3 月 10 日：服药期间大便畅通，口腔黏膜糜烂未有加重，疼痛减轻，夜间不必喷口腔炎喷雾剂。原方续服 15 剂，1-2 服法。

（四）黄连阿胶汤

【适用病证】口腔溃疡、牙龈出血、舌炎、唇炎等见心烦失眠、黏膜皮肤充血干燥、脉数者，多见于瘦弱的中青年女性。

【应用参考】

1. 适用者多口唇色深红或黯红，如涂口红，干燥脱皮疼痛裂口。头发干燥发黄，开叉，脱落较多。月经量少，色鲜红，或经间期出血，多月经提前。皮肤干燥、阴道干燥，性欲低下，怀孕困难且易于流产。

2. 睡眠障碍是其方证的识别点。大多有注意力不集中，或记忆力下降、头昏、身热、盗汗等。

3. 通常加甘草 10～30g。便秘、月经量少色红，或皮下紫癜者，加生地黄 20～30g。

【典型案例】

L 女，28 岁，161cm/49kg。2015 年 4 月 18 日初诊。

病史：2014 年底因经间期出血至医院诊断为多囊卵巢综合征（PCOS）。易口腔溃疡，口干欲饮，不易入睡。

体征：肤白唇红，毛发浓密，下巴散在痤疮，舌尖红，脉滑、92 次 / 分。脐跳明显。

处方：黄连 5g，黄芩 15g，白芍 20g，阿胶 10g，5-2 服法，15 剂。

2015 年 8 月 29 日（4 个月后）：药后睡眠好转，口腔溃疡好转，月经周期稳定 37 天，现月经已经过预算期 9 天。嘱排除妊娠。2015 年 8 月 31 日验孕：阳性。

（五）半夏厚朴汤

【适用病证】舌肿大感、舌麻、活动异常感、舌苔厚腻感以及味觉异常，味觉丧失（失味症）者。多用于焦虑症、抑郁症、神经症患者口咽部的异物感，如中老年人多见灼口综合征。

【应用参考】

1. 本方有理气除胀、化痰利咽的功效，能抗焦虑、抗抑郁，消除躯体症状，缓解口咽部的异物感。

2. 适用于本方者大多伴有焦虑，其人营养状况较好，毛发浓密，肤色滋润或油腻；表情丰富，眨眼频频，话语滔滔不绝，主诉零乱重复，表述细腻怪异夸张；大多为躯体的不适感和异样感，其躯体不适感以咽喉、口腔为明显，舌苔黏腻满布；大多有较长求诊史和抑郁、焦虑家族史。

3. 患者大多有胸闷烦躁、舌尖红，通常加栀子、黄芩、连翘、枳壳。

4. 症状明显的患者，本方服法应遵循仲景"日三夜一"的经验，以保证足够的药量。同时，应该让患者亲自煎药，并闻药味。此外，建议采用服3天停3天的办法，避免心理依赖。

5. 中老年妇女伴有月经失调或闭经的舌痛，要注意是否有温经汤证、桂枝加附子汤证以及麻黄附子细辛汤证的可能。

【典型案例】

（1）某女，59岁，160cm/47kg。2015年4月20日初诊。

病史：口麻灼热半年，专科诊断为灼口综合征。胸闷耳鸣，口干，脉滑。

处方：姜半夏15g，茯苓15g，厚朴15g，苏梗15g，枳壳15g，黄芩10g，栀子15g，连翘30g，9剂，3-2服法。

3剂药后口麻灼热感好转，胸闷释，睡眠好转。

（2）汪女，45岁，出租司机。2015年4月17日初诊。

病史：口中味觉异常3月余。似咸似甜。咽中异物感，午后下肢肿胀。平素饮食不规律。

体征：腹部稍彭隆，舌边有齿痕，脉滑。

处方：姜半夏25g，茯苓20g，厚朴15g，苏叶10g，生姜5片，7剂，昼三夜一服法。

2016年11月5日：3剂后缓解。

（六）附子理中汤

【适用病证】虚寒性的口腔溃疡、牙周炎、牙周脓肿、咽炎等，局部则牙周紫黯漫肿无头，疼痛绵绵不休。本方也用于小儿流涎不止、口臭、口腔溃疡，还可以用于反复使用抗生素等而牙痛的患者。

【应用参考】

1. 本方有温阳驱寒的功效，服药后，患者可觉腹部舒适，精神好，牙周脓肿或消散，或容易破溃愈合。

2. 适用于本方者，大多面色黄黯，精神萎靡，畏寒，口水多，无渴感；舌胖大淡白，舌苔白腻白滑或灰黑。并伴有消化道症状，如食欲不振，呕吐，腹胀，腹泻，腹部冷痛，得暖则舒。

3. 如有口干苦、烦躁、舌苔黄，加少量黄连。

【典型案例】

姚某，男，7岁，120cm/26kg。2012年7月16日初诊。

病史：3天前受凉出现发烧服中药后热退，现口腔及舌头有黄豆大溃疡，疼痛难忍，说话时受影响。面色黯黄。

处方：党参10g，干姜5g，白术10g，生甘草5g，制附片5g，黄连2g，每天1剂，5剂。

2012年8月18日：服上方3剂后溃疡即愈。

处方：党参10g，白术15g，干姜5g，生甘草5g，7剂，1剂服2天。

（七）当归四逆汤

【适用病证】 口腔溃疡反复发作，常规疗法无效或少效者。

【应用参考】

1. 适用本方者体格比较健壮，四肢冰冷，手足末端为甚，有冻疮或冻疮史。

2. 方中通草是何物？一说为木通科木通。一说为五加科通脱木的茎髓，即现在的通草。我的经验，通草（脱通木）通草可用可不用，宜加黄芩。

3. 唇黯红干裂爆皮，牙龈出血，肛门灼热出血、关节肿痛、晨僵等症状者，可加黄连、黄芩、制大黄、黄柏等。

【典型案例】

王某，女，26岁，160cm/50kg。2019年6月18日初诊。

病史：口腔溃疡15年，此起彼伏。冬季手色变黑，手冷。咽喉痛，经期推迟，痛经。

体征：地图舌，面色青黄，唇红，手凉，脉细。

处方：当归15g，桂枝15g，白芍15g，细辛10g，生甘草15g，黄芩15g，红枣50g，10剂，症状减轻隔天服，开盖煎。

2019年7月2日：口腔溃疡数量减少，咽喉3天可痊愈，咽喉溃疡只有1～2处，整体好转。原方15剂，5-2服法。

附录一　常用经方推荐处方

● B

白虎汤（《伤寒论》）

石膏 30～120g，知母 30～60g，生甘草 10g，粳米 50～100g。以水 1100mL，先煎石膏 30 分钟，入他药，煮沸后调文火再煎煮，以米熟汤成为度。取汤液 300mL，分 2～3 次温服。

白虎加人参汤（《伤寒论》）

石膏 30～120g，知母 30g，生甘草 10g，粳米 50～100g，生晒参 15g 另炖兑服。余煎服法同白虎汤。

半夏厚朴汤（《伤寒论》）

半夏 25g，茯苓 20g，厚朴 15g，干苏叶 10g，生姜 25g。以水 1000mL，煮取汤液 300mL，分 3～4 次温服。通常采用服 3 天停 2 天的方法。

半夏泻心汤（《伤寒论》）

姜制半夏15g，黄芩15g，干姜15g，党参15g，炙甘草10g，黄连3～5g，大枣20g。以水1000mL，煮取汤液300mL，分2～3次温服。

● C

柴胡加龙骨牡蛎汤（《伤寒论》）

柴胡15g，制半夏10g，党参10g，黄芩10g，茯苓10g，桂枝10g或肉桂5g，龙骨10g，牡蛎10g，制大黄10g，干姜10g，红枣15g。以水1100mL，煮取汤液300mL，分2～3次温服。

柴归汤（《伤寒论》《金匮要略》，本人经验合方）

柴胡15g，黄芩10g，姜半夏10g，党参10g，生甘草5g，当归10g，川芎15g，白芍20g，白术15g，茯苓15g，泽泻15g，干姜5g，红枣20g。以水1200mL，煮取汤液300mL，每次服150mL，每剂服1～2天。

柴朴汤（日本经验方）

柴胡15g，黄芩10g，姜半夏10g，党参10g，甘草5g，厚朴15g，茯苓15g，紫苏叶10g，生姜15g，红枣15g。以水

1100mL，煮取汤液 300mL，分 2～3 次温服。

柴苓汤（《万病回春》）

柴胡 15g，黄芩 10g，姜半夏 10g，党参 10g，甘草 5g，桂枝 15g，茯苓 20g，猪苓 20g，白术 20g，泽泻 20g，生姜 15g，红枣 15g。以水 1200mL，煮取汤液 300mL，分 2～3 次温服。

● D

大柴胡汤（《伤寒论》）

柴胡 20g，黄芩 15g，制半夏 15g，枳壳 20g，白芍 15g，制大黄 10g，生姜 25g，红枣 20g。以水 1100mL，煮取汤液 300mL，分次温服。

大承气汤（《伤寒论》）

生大黄 20g，厚朴 30g，枳实 20g，枳壳 30g，芒硝 10g。以水 1200mL，先煮枳实、枳壳、厚朴，沸后文火煮 30 分钟，入大黄，再煎煮取汤液 300mL，将芒硝倒入，搅至融化，分 2 月 3 次温服。大便畅通后停服。

大黄甘草解毒汤（本人经验方）

黄连 5g，黄芩 10g，黄柏 10g，栀子 10g，制大黄 10g，生甘草 20g，以水 800mL，煮取 200mL，分 1～2 天服用。

大青龙汤（《伤寒论》）

生麻黄 15～30g，桂枝 10g，炙甘草 10g，杏仁 15g，生姜 15g，大枣 20g，生石膏 50g。以水 1100mL，先煎麻黄 20 分钟，再入他药，煮取汤液 300mL，分 2～3 次温服。得汗停服。

当归芍药散（《金匮要略》）

当归 10g，白芍 30～50g，川芎 20g，白术 15g，茯苓 15g，泽泻 20g。以水 1100mL，煮取汤液 300mL，分 2 月 3 次温服。也可按照原书比例打粉，用米粥、红酒或酸奶调服，每次 5g，每日 2 次。

当归四逆汤（《伤寒论》）

当归 10g，桂枝 10g，白芍 10g，北细辛 10g，炙甘草 6g，通草 10g，大枣 20g。以水 1000mL，开盖煮取汤液 300mL，分 2～3 次温服。

● F

防风通圣散（《宣明论方》）

麻黄 6g，大黄 6g，防风 6g，连翘 10g，薄荷 6g，芒硝 6g，山栀 6g，黄芩 6g，石膏 15g，川芎 6g，当归 6g，白芍 10g，白术 10g，荆芥 6g，桔梗 6g，滑石 15g，甘草 3g，生姜 3 片。以水 1100mL，煮取汤液 300mL，分 1～2 天服完。

风引汤（《金匮要略》）

大黄 10～20g，干姜 20g，桂枝 15g，甘草 10g，龙骨 20g，牡蛎 10g，寒水石 30g，滑石 30g，赤石脂 30g，白石脂 30g，紫石英 30g，石膏 30g。以水 1000mL，煎取 300mL，分 2～3 次服用。或按上述比例，为细粉，每次取 30g，布包，沸水泡服。

附子理中汤（《三因极一病证方论》）

制附片或炮附子 10～20g，党参 15g 或红参 10g，干姜 10g，白术 15g，炙甘草 10g。以水 1000mL，先煎附子 30～40 分钟，再放入其他药物，煮取 300mL，分 2～3 次温服。或用成药附子理中丸，每次 8 粒，每日 3 次。

茯苓饮（《金匮要略》附方）

茯苓 40g，白术 15g，党参 10g，枳壳 30g，陈皮 30g，生姜 15g，或干姜 5g。以水 1200mL，煮取汤液 300mL，分 1～2 天服完。

● G

甘草泻心汤（《伤寒论》）

炙甘草 15～30g，黄连 5g，黄芩 15g，姜制半夏 10g，干姜 10g，党参 15g，大枣 20g。以水 1100mL，煮取汤液 300mL，分 2～3 次温服。

甘麦大枣汤（《金匮要略》）

炙甘草 10～20g，淮小麦或浮小麦 30～100g，大枣 10 枚。以水 1000mL，煮取汤液 300mL，分 2～3 次温服。

葛根汤（《伤寒论》）

葛根 30g，生麻黄 10g，桂枝 10g，白芍 10g，生甘草 5g，生姜 15g，红枣 20g。以水 1100mL，煮取汤液 300mL，分 2～3 次温服。

葛根芩连汤（《伤寒论》）

葛根 40g，黄连 10g，黄芩 10g，生甘草 10g。以水

900mL，煮取汤液 200mL，分 2 次温服。

桂苓甘露饮（《宣明论方》）

猪苓 20g，泽泻 30g，白术 20g，茯苓 20g，桂枝 15g 或肉桂 10g，生石膏 20g，寒水石 20g，滑石 20g，甘草 3g。以水 1100mL，煮取汤液 300mL，分 2 次温服。

桂枝汤（《伤寒论》）

桂枝 15g，白芍 15g，炙甘草 10g，生姜 15g，红枣 20g。以水 1000mL，煮取汤液 300mL，分 3 次温服。药后喝一碗热稀粥，并注意避风保暖。

桂枝茯苓丸（《金匮要略》）

桂枝 15g，茯苓 15g，赤芍 15g，丹皮 15g，桃仁 15g。以水 1000mL，煮取汤液 300mL，分 2～3 次温服。也可按照传统做成丸，或装胶囊服用。

桂枝加附子汤（《伤寒论》）

桂枝 15g，白芍 15g，炙甘草 10g，生姜 15g，红枣 20g，制附子 15g。以水 1000mL，煮取汤液 300mL，分 3 次温服。

桂枝加葛根汤（《外台秘要》）

葛根 40～80g，桂枝 25g（或桂枝 10g，肉桂 10g），赤芍 15g，炙甘草 10g，生姜 40g 或干姜 10g，红枣 20g。以水 1100mL，取汤液 300mL，分 3 次温服。

桂枝加龙骨牡蛎汤（《金匮要略》）

桂枝 15g，白芍 15g，炙甘草 10g，生姜 15g，红枣 20g，龙骨 15g，牡蛎 15g。以水 1100mL，煮取汤液 300mL，分 2～3 次温服。

桂枝人参汤（《伤寒论》）

肉桂 10g，桂枝 10g，炙甘草 20g，白术 10g，人参 10g，干姜 10g，以水 1300mL，肉桂后下，煮取 600mL，日分 3 次温服。

桂枝芍药知母汤（《金匮要略》）

桂枝 20g，白芍 15g，甘草 10g，麻黄 10g，生姜 25g，白术 25g，知母 20g，防风 15g，制附子 10～30g。以水 1100mL，附子先煎 30～60 分钟，后入他药，煮取汤液 300mL，分 2～3 次温服。

桂枝汤加人参汤（《伤寒论》）

肉桂 10g，桂枝 10g，白芍 15g，炙甘草 10g，生姜 15g，红枣 20g。以水 1000mL，煮取汤液 300mL，分 2～3 次温服。

● H

黄连汤（《伤寒论》）

黄连 5～15g，肉桂 10～15g，党参 15g 或人参 10g，姜半夏 15g，甘草 5～15g，干姜 5～15g，红枣 20g。以水 1000mL，煮取汤液 300mL，分 2～5 次温服。

黄连阿胶汤（《伤寒论》）

黄连 5～20g，黄芩 15g，白芍 15g，阿胶 15g，鸡子黄 2 枚。以水 1100mL，煮取汤液 300mL，化入阿胶，稍冷，入鸡蛋黄，搅和，分 2～3 次温服。

黄连解毒汤（《肘后备急方》）

黄连 5～15g，黄芩 10g，黄柏 10g，山栀子 15g。以水 1000mL，煮取汤液 300mL，分 2～3 次温服。

黄芪桂枝五物汤（《金匮要略》）

生黄芪 30～60g，桂枝 15g，赤芍 15g，生姜 30g，大枣

20g。以水1100mL，煮取汤液300mL，分2~3次温服。

黄芩汤合白头翁汤（《伤寒论》，本人经验合方）

黄芩15g，白芍15g，生甘草5g，红枣20g，白头翁10g，黄柏5~15g，黄连5~15g，秦皮15g。以水1100mL，煮取汤液300mL，分2~3次温服。

● J

济生肾气丸（《张氏医通》）

熟地黄20~40g，山药15g，山萸肉15g，泽泻15g，丹皮15g，茯苓15g，肉桂5g，制附子5g，怀牛膝30g，车前子20g。以水1200mL，煮取汤液300mL，分2~3次温服。可按比例做成丸药。

荆芥连翘汤（矢数道明《新版汉方后世要方解说》）

荆芥、连翘、防风、柴胡、白芷各12g，甘草、桔梗、薄荷各6g，黄连3g，黄芩12g，黄柏6g，山栀子12g，生地黄、当归、川芎、赤芍各12g。以水1100mL，煮取汤液300mL，分1~2天服完。

● L

理中汤（《伤寒论》）

党参15g，干姜15g，白术15g，炙甘草5g。以水1000mL，煮取汤液300mL，分2～3次温服。

● M

麻黄汤（《伤寒论》）

麻黄15g，桂枝10g，炙甘草5g，杏仁15g。以水1000mL，煮取汤液300mL，分2～3次温服。

麻黄附子细辛汤（《伤寒论》）

麻黄10g，细辛10g，附子10～20g。以水1000mL，煮取汤液300mL，分2～3次温服。

麻杏石甘汤（《伤寒论》）

麻黄15g，杏仁15g，生甘草10g，生石膏30g。以水1000mL，煮取汤液300mL，分2～3次温服。

麦门冬汤（《金匮要略》）

麦门冬70g，制半夏10g，人参10g，生甘草10g，粳米

20g 或山药 30g，大枣 20g。以水 1100mL，煮取汤液 300mL，分 2～3 次温服。

● S

三仁汤（《温病条辨》）

杏仁 15g，滑石 20g，通草 5g，白蔻仁 5g，淡竹叶 10g，厚朴 10g，生薏仁 30g，半夏 20。以水 1100mL，煮取汤液 300mL，分 2～3 次温服。

三黄四逆汤（《伤寒论》《金匮要略》，本人经验合方）

大黄 10g，黄连 5g，黄芩 5g，制附片 10g，干姜 10g，甘草 5g。以水 1000mL，煮取汤液 300mL，分 2～3 次温服。

芍药甘草汤（《伤寒论》）

白芍或赤芍 30～60g，炙甘草 10～30g。以水 900～1000mL，煮取汤液 250mL，分 2 次温服。

肾气丸（《金匮要略》）

生地黄 20～40g，山药 15g，山萸肉 15g，泽泻 15g，丹皮 15g，茯苓 15g，肉桂 5g，制附子 5g。以水 1100mL，煮取汤液 300mL，分 2～3 次温服。可按原书做成丸药。

薯蓣丸（《金匮要略》）

山药30g，生晒参10g，白术10g，茯苓10g，炙甘草5～15g，当归10g，川芎10g，白芍10g，熟地10g，阿胶10g，桂枝10g，麦门冬15g，神曲10g，大豆黄卷10g，杏仁10g，桔梗10g，柴胡10g，防风10g，白蔹10g，干姜10g，大枣30g。以水1600mL，煮取汤液600mL，分1～3天服完。也可按原书剂量做成蜜丸或膏滋药长时间服用。丸药每天10～20g。

四逆散（《伤寒论》）

柴胡15g，白芍15g，枳壳15g，生甘草5g。以水1000mL，煮取汤液300mL，分2～3次温服。可将上药按等分研细末，米粥或酸奶或红酒等调服，每服5g，一日2次。

四逆汤（《伤寒论》）

制附子15～30g，炙甘草10g，干姜10g，以水1000mL，先煎附子30～60分钟，再入他药，煮取汤液300mL，分2～3次温服。

酸枣仁汤（《金匮要略》）

酸枣仁30g，炙甘草5g，知母10g，茯苓10g，川芎10g。以水1000mL，煮取汤液300mL，分2～3次温服。

● T

桃核承气汤（《伤寒论》）

桃仁 15g，制大黄 15g，桂枝 15g，炙甘草 5g，芒硝 10g，以水 1000mL，煮取汤液 300mL，冲入芒硝，分 2～3 次空腹服用，以泻下为度。

调胃承气汤（《伤寒论》）

大黄 20g，芒硝 10g，甘草 10g，以水 900mL，煮取 200mL，冲入芒硝，少量分多次服用。

● W

温胆汤（《三因极一病证方论》）

姜制半夏 15g，茯苓 15g，陈皮 15g，生甘草 5g，枳壳 15g，竹茹 10g，干姜 5g，红枣 15g。以水 1000mL，煮取汤液 300mL，分 2～3 次温服。

温经汤（《金匮要略》）

吴茱萸 5g，人参 10g 或党参 15g，麦门冬 20g，制半夏 10g，炙甘草 10g，桂枝 10g，白芍 10g，当归 10g，川芎 10g，牡丹皮 10g，阿胶 10g，生姜 10g。以水 1300mL，煮取汤液

500mL，化入阿胶，分2～3次温服。或加入红枣、桂圆肉等熬成膏滋长期服用。

温脾汤（《备急千金要方》）

生大黄10～15g，玄明粉10g，炙甘草10g，制附片15g，干姜15g，红参10g，当归15g。以水煮取1100mL，先煎附子30分钟，再煎他药，取400mL，日分三服，玄明粉分2～3次冲入药液服用。

温清饮（《万病回春》）

当归10g，川芎10g，白芍15g，生地黄20g，黄连5g，黄芩10g，黄柏5g，栀子10g，以水1000mL，煮取汤液300mL，分2～3次温服。

五苓散（《伤寒论》）

猪苓20g，泽泻30g，白术20g，茯苓20g，桂枝15g或肉桂10g。以水1100mL，煮取汤液300mL，分2～3次温服。也可打成散，每服5g，日2次。

乌梅丸（《伤寒论》）

乌梅20g，黄连10g，黄柏5g，党参10g，当归10g，细辛3g，肉桂10g，制附子5g，干姜5g，川椒5g。以水

1000mL，煮取汤液 300mL，日分 2～3 次服用。服用时可冲服蜂蜜 2 汤匙。或按原方比例蜜丸，每服 5g，日 3 次。

● X

小柴胡汤（《伤寒论》）

柴胡 20～40g，黄芩 10g，制半夏 10g，党参 10g，生甘草 5g，生姜 15g，红枣 20g。以水 1100mL，煮取汤液 300mL，分 2～3 次温服。感冒发烧者，柴胡应取大量，并可根据病情日服 4 次，以得汗为度；恶心呕吐者，服药量不易过大。

小柴胡去姜加黄柏白芍汤（本人经验方）

柴胡 25g，黄芩 15g，姜半夏 15g，党参 10g，生甘草 5g，白芍 30g，黄柏 15g，红枣 20g，以水 1100mL，煮取汤液 300mL，分 2～3 次温服。

小承气汤（《伤寒论》）

大黄 10～20g，厚朴 10～20g，枳壳 30g。以水 900mL，煮取 250mL，日分两次服用。

小建中汤

桂枝 15g，生白芍 30g，炙甘草 10g，生姜 15g，红枣

30g，饴糖 30g。以水 1100mL，煮取汤液 300mL，将饴糖溶入
药液，分 2～3 次温服。

小青龙汤（《伤寒论》）

干姜 10g，细辛 10g，五味子 10g，桂枝 10g，生甘草
10g，白芍 10g，炙麻黄 10g，姜半夏 10g。以水 1000mL，煮
取汤液 300mL，分 2～3 次温服。

新加汤（《伤寒论》）

桂枝 10g，肉桂 5g，白芍 20g，炙甘草 10g，生姜 20g，
红枣 20g，人参 15g。以水 1000mL，煮取汤液 300mL，分
2～3 次温服。

泻心汤（《金匮要略》）

大黄 10g，黄连 5g，黄芩 10g。以水 900mL，煮取汤液
450mL，分 3 次温服。也可用沸水泡服。

续命汤（《金匮要略》附方）

麻黄 15g，桂枝 15g，当归 15g，人参 15g，石膏 15g，干
姜 15g，甘草 15g，川芎 5g，杏仁 15g，以水 1000mL，煮取
300mL，日分 2～3 次温服。

血府逐瘀汤（《医林改错》）

柴胡 10g，赤芍 10g，枳壳 10g，甘草 10g，当归 10g，川芎 5g，桃仁 10g，红花 10g，生地 10g，桔梗 5g，牛膝 10g。以水 1000mL，煮取 300mL，日分两次服用。

● Y

越婢加术汤（《金匮要略》）

麻黄 10～30g，石膏 15～40g，生姜 15g，甘草 10g，白术或北苍术 20g，大枣 30g。以水 1100mL，煮取汤液 300mL，分 2～3 次温服。

● Z

真武汤（《伤寒论》）

茯苓 20g，白芍或赤芍 20g，生姜 15g 或干姜 10g，白术 15g，制附子 15～30g。以水 1000mL，先煎附子 30 分钟，再放入其他药物，煮取汤药 300mL，分 2～3 次温服。

增液承气汤（《温病条辨》）

玄参 30g，麦冬 25g，生地 25g，大黄 15g，芒硝 5g，以水 1000mL，煮取 300mL，芒硝冲入，日分两次空腹服用。

炙甘草汤（《伤寒论》）

炙甘草20g，人参10g，麦门冬15g，生地黄20g，阿胶10g，肉桂15g，生姜15g，火麻仁15g，红枣60g。以水1200mL，加入黄酒或米酒50mL，煮取汤液300mL，化入阿胶，分2～3次温服。

栀子厚朴汤（《伤寒论》）

山栀子20g，厚朴20g，枳壳20g。以水1000mL，煮取汤液300mL，分2～3次温服。

猪苓汤（《伤寒论》）

猪苓15g，茯苓15g，泽泻15g，阿胶15g，滑石15g。以水1000mL，煮取汤液300mL，化入阿胶，分2～3次温服。

竹叶石膏汤（《伤寒论》）

竹叶15g，生石膏30g，制半夏10g，麦门冬30g，太子参15g，生甘草10g，粳米30g。以水1100mL，煮取300mL，每服30～50mL，日分2～3次温服。

附录二　经方汤液煎煮法

　　经方最常用的剂型是汤液，汤液也称为汤剂。汤剂的特点是便于吸收，取效快，急性病和发热性疾病一般宜用汤剂。汤剂煎煮的容器最好用砂锅、砂壶或搪瓷锅（陶土瓶）。煎煮前用凉水浸泡药材约20分钟，这样可以使水溶性成分析出在汤水中，同时能增加汤药的浓度。冬天可以用20～30℃的温水浸泡，但不可用开水浸泡。药材浸泡后，再以水浸过药材面为佳；或用手轻轻摁住药材，水面刚好漫过手背。煎药的水量应一次加足，不要中间加水，更不能把药煎干了再加水重煎。我们推荐一个家常煎药的加水量公式：加水量（mL）=600mL+1.5×药材重量（g）+需要得到的汤液量（mL）。通俗的说法是：6碗水煮取2碗汤液。但可以根据药材品种类别、重量和所需汤液量多少，或者根据医嘱，适量增减加水量。煎煮方法：文火煎煮，沸腾后30～40分钟为宜。目前常用的有两种煎煮方法：第一种是古典的煎法，即只煎煮1次，加水后小火煮沸，然后再煎煮30～40分钟，滤出药液，分2～3次服用。这种煎煮法适合于治疗急性病和重病的药方，如桂枝汤、麻黄汤、大柴胡汤、大承气汤、理中汤等。第二种是后世的煎法，即煎煮2次，第一次煎应在30分钟左右，滤出药液后，加水再煎15分钟左右，滤出药液，把两次的药汁混合均匀，分 2～3 次服用。这种煎煮法适合于一些滋补性的药方，如炙甘草汤、温经汤等。服用法：急性病宜空腹服，慢性病宜在两餐之间服；实证宜饭前服，虚证宜饭后服，泻下药宜饭前服，发汗药宜饭后服。急性病每日 3 次以上，慢性病每日 2 次，也有每日 1 次或隔日或隔周服用的。